轻松减掉
内脏脂肪 的
吃法

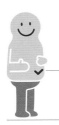

（日）栗原 毅 编著

金贵善 译

U0319603

化学工业出版社

·北京·

内 容 简 介

本书旨在帮助读者通过科学饮食减掉内脏脂肪，恢复健康体态。全书首先剖析了内脏脂肪的本质，揭示了中年发胖与代谢的关系，指出了男性和女性在脂肪堆积上的差异，并强调了精制碳水化合物的过量摄入是主要原因。此外，书中详述了内脏脂肪的危害，如引发糖尿病并发症等，并提供了通过体检发现并改善及治愈脂肪肝的方法。

本书中提出了一种轻松减去内脏脂肪的饮食方式，建议关注碳水化合物的摄入比例和进食顺序，甚至在外就餐时也能减肥。饮酒的读者也能找到实用建议，了解哪些酒类和下酒菜不易使人发胖。

最后，书中提供了快速见效的饮食和运动计划，包括两周内减掉内脏脂肪的详细方案以及在家即可进行的简单的肌肉提升练习。通过对主食、主菜、配菜和饮料的详细比较，读者能够做出更健康的选择，掌握有效的减掉内脏脂肪的方法，从而获得健康的体态和生活方式。

STRESS 0! DE NAIZOSHIBO GA OCHIRU TABEKATA supervised by Takeshi Kurihara
Copyright © 2021 NIHONBUNGEISHA
All rights reserved.
Original Japanese edition published by NIHONBUNGEISHA Co., Ltd.
This Simplified Chinese language edition is published by arrangement with
NIHONBUNGEISHA Co., Ltd., Tokyo in care of Tuttle-Mori Agency, Inc., Tokyo
through Beijing Kareka Consultation Center, Beijing.
本书中文简体字版由NIHONBUNGEISHA Co.,Ltd.,Tokyo in care of Tuttle-Mori Agency,Inc.,Tokyo
授权化学工业出版社独家出版发行。
本书仅限在中国内地（大陆）销售，不得销往中国香港、澳门和台湾地区。未经许可，不得以任何方式复制或抄袭本书的任何部分，违者必究。
北京市版权局著作权合同登记号：01-2024-6176

图书在版编目（CIP）数据

轻松减掉内脏脂肪的吃法 / （日）栗原毅编著 ； 金
贵善译. -- 北京 ： 化学工业出版社，2025. 1. -- ISBN
978-7-122-45051-7

Ⅰ. R161-49

中国国家版本馆CIP数据核字第20248RW585号

责任编辑：马冰初   文字编辑：李锦侠
责任校对：王　静   内文排版：盟诺文化

出版发行：化学工业出版社（北京市东城区青年湖南街13号　邮政编码100011）
印　　装：北京瑞禾彩色印刷有限公司
880mm×1230mm　1/32　印张3　字数86千字　2025年5月北京第1版第1次印刷

购书咨询：010-64518888   售后服务：010-64518899
网　　址：http://www.cip.com.cn
凡购买本书，如有缺损质量问题，本社销售中心负责调换。

定　　价：58.00元   版权所有　违者必究

目 录

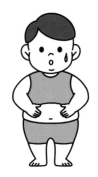

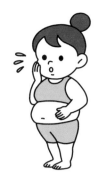

蛋白质不足更容易发胖？

蛋白质是肌肉的主要成分，蛋白质如果不足就更容易发胖。

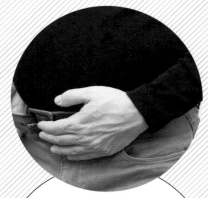

中年以后容易脂肪堆积？

自35岁左右起，不论男女，随着肌肉量的减少，基础代谢量也会减少，会慢慢形成脂肪难以燃烧的体质。

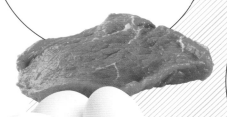

关于内脏脂肪，应该注意的不是脂肪，而是精制碳水！

吃也可以！

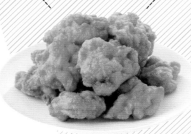

要控制！

第1章

内脏脂肪的
真面目

现在的你，开始在意腹部的隆起。

腹部的隆起，可能是因为内脏脂肪的堆积。

人随着年龄的增长，

会变成容易堆积脂肪的体质。

如果我们对内脏脂肪的堆积放任不管，

它就会成为使人罹患疾病的诱因……

不过，内脏脂肪的特点是既容易堆积也容易减掉。

像吉祥物一样可爱

这就是你
腹部隆起的真相

应该有很多人都在为隆起的腹部和逐年增加的腰围而烦恼。那么，就让我们先来了解一下它的真面目——也就是腹部隆起的原因吧。

内脏脂肪容易堆积在腹腔中

肚子的隆起往往是因为"内脏脂肪"。内脏脂肪的特征是脂肪蓄积在内脏的周围以及肠系膜上。若积聚过多，身体的轮廓会变得像苹果一样，所以也被称为"苹果型肥胖"。

一般来说，成年女性体内脂肪占总体重的 20% ～ 30%，成年男性则占 15% ～ 25%。体内脂肪大致分为"内脏脂肪""皮下脂肪"和"异位性脂肪"，其中倾向于附着在内脏周围的是内脏脂肪。

皮下脂肪，顾名思义就是指附着在皮层下面的脂肪，更容易堆积在腰部到大腿部。异位性脂肪是指附着在肌肉、肝脏、胰腺等原本不应该堆积脂肪的部位上的脂肪。

一不留神，身体就成了这样……

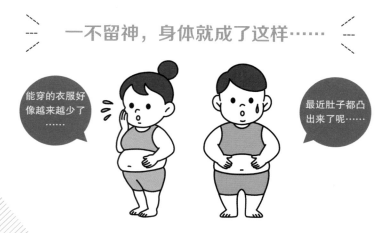

能穿的衣服好像越来越少了……

最近肚子都凸出来了呢……

内脏脂肪

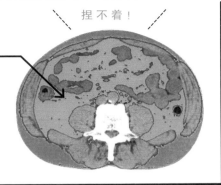

捩不着！

附着在内脏周围，
是生活习惯疾病的诱因

容易附着在肉眼看不到的内脏周围，从皮肤上捩不到。若堆积得太多，会增加罹患生活习惯疾病的风险。

皮下脂肪

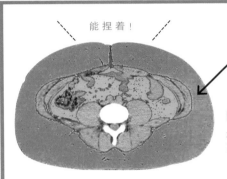

能捩着！

堆积在皮层下，
诱发疾病的风险低

附着在皮肤下层，可以捩得到的是皮下脂肪。与内脏脂肪相比，引发生活习惯疾病的风险低。

异位性脂肪

是"隐形肥胖"的原因，
也是危害健康的脂肪

异位性脂肪是指脂肪组织异常地堆积在不寻常的身体部位，如肝脏、心脏、肌肉或胰腺等器官内部。从外表上看不出有脂肪堆积，对健康不利。

堆积在这样的地方！

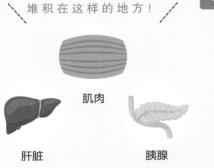

肌肉

肝脏

胰腺

3

中年后发胖的原因在于代谢

30岁以后基础代谢量减少

如下图所示，无论男女，从30岁开始基础代谢量都会逐渐减少。基础代谢量减少，脂肪就难以分解，容易堆积。

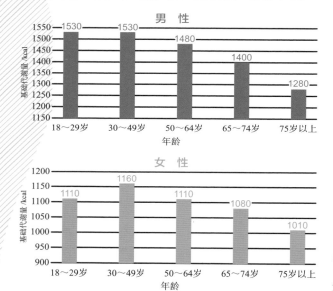

男　性

年龄	18～29岁	30～49岁	50～64岁	65～74岁	75岁以上
基础代谢量/kcal	1530	1530	1480	1400	1280

女　性

年龄	18～29岁	30～49岁	50～64岁	65～74岁	75岁以上
基础代谢量/kcal	1110	1160	1110	1080	1010

出处：根据厚生劳动省《日本人饮食摄取标准》（2020年版）中《参照体重的基础代谢量》制作。

年龄增长脂肪就会堆积？ 30岁以后要注意

无论是男性还是女性，随着年龄的增长，内脏脂肪会越来越容易附着和囤积，30岁以后就需要注意了。

内脏脂肪容易堆积的原因之一是基础代谢量的减少。35岁过后，随着年龄的增长，肌肉量衰减，基础代谢量（维持生命所消耗的能量）也随之下降。肌肉有促进脂肪等分解并将其转化为能量的作用，肌肉一旦减少，相应地，脂肪的分解量就会减少，容易堆积在身体里。

随着年龄的增长，全身肌肉量下降

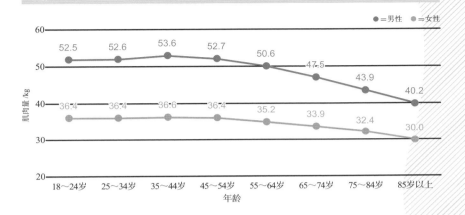

● = 男性　● = 女性

肌肉量 /kg

| | 52.5 | 52.6 | 53.6 | 52.7 | 50.6 | 47.5 | 43.9 | 40.2 |

| | 36.4 | 36.4 | 36.6 | 36.4 | 35.2 | 33.9 | 32.4 | 30.0 |

18～24岁　25～34岁　35～44岁　45～54岁　55～64岁　65～74岁　75～84岁　85岁以上

年龄

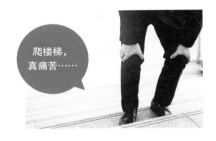

爬楼梯，真痛苦……

肌肉量一旦下降，就会变成易胖体质

上了年纪后肌肉量就会下降，相应地，基础代谢量也会减少。而且，肌肉量一旦减少就会懒得活动，就有变成易胖体质的可能性。

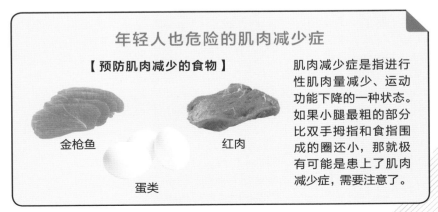

年轻人也危险的肌肉减少症

【预防肌肉减少的食物】

金枪鱼

红肉

蛋类

肌肉减少症是指进行性肌肉量减少、运动功能下降的一种状态。如果小腿最粗的部分比双手拇指和食指围成的圈还小，那就极有可能是患上了肌肉减少症，需要注意了。

脂肪堆积方式**男女**有别吗

男性内脏脂肪多，女性皮下脂肪多

一般来讲，男性倾向于堆积内脏脂肪，女性倾向于堆积皮下脂肪。

这种差异源于女性雌激素。雌激素有分解内脏脂肪，将其转化为皮下脂肪的作用，所以女性不容易囤积内脏脂肪。但是，绝经后女性由于雌激素减少，内脏脂肪有增多的倾向，就需要注意了。

男性因为倾向于堆积内脏脂肪，所以引发高血压、糖尿病等生活习惯疾病的风险也高。虽然长期紊乱的生活习惯会导致内脏脂肪的堆积，尤其是在腹腔中，但只要调整饮食，增加运动，内脏脂肪就会减少。这是男性内脏脂肪的特征。

相较于内脏脂肪，附着在女性皮层下的皮下脂肪不容易引发生活习惯疾病。皮下脂肪容易附着在腰部和大腿等下半身，具有一旦堆积就不易分解的特性。即使做运动和改善饮食也很难分解，所以养成控制体重的生活习惯并持之以恒尤为重要。

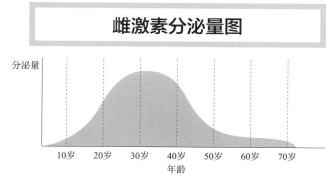

雌激素分泌量图

分泌量

10岁　20岁　30岁　40岁　50岁　60岁　70岁
年龄

女性在40岁以后，雌激素分泌量急剧下降。与此同时，内脏脂肪变得容易堆积，尤其是在子宫和卵巢周围。

脂肪特性男女有别

性别不同，内脏脂肪和皮下脂肪这两种脂肪倾向于蓄积的部位等也有所不同。而且，因为每一种脂肪其性质和带来的患病风险均有所区别，所以让我们了解一下这些脂肪的特性吧。

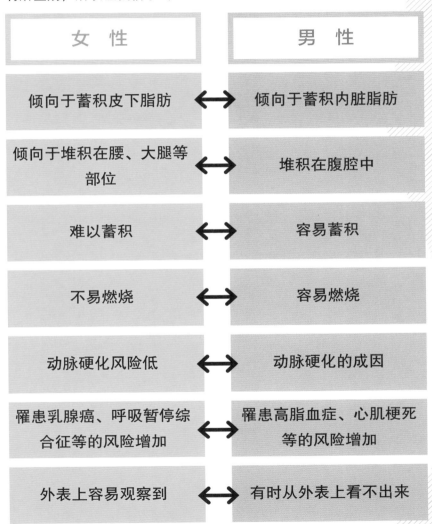

女 性		男 性
倾向于蓄积皮下脂肪	⟷	倾向于蓄积内脏脂肪
倾向于堆积在腰、大腿等部位	⟷	堆积在腹腔中
难以蓄积	⟷	容易蓄积
不易燃烧	⟷	容易燃烧
动脉硬化风险低	⟷	动脉硬化的成因
罹患乳腺癌、呼吸暂停综合征等的风险增加	⟷	罹患高脂血症、心肌梗死等的风险增加
外表上容易观察到	⟷	有时从外表上看不出来

内脏脂肪堆积的原因是精制碳水

"容易发胖的饮食"= 油腻的菜肴，大家可能都会这么觉得，但其实内脏脂肪堆积最主要的原因是精制碳水的摄入过多。

脂肪 = 甘油三酯

比起脂类，精制碳水更容易被用来合成甘油三酯!

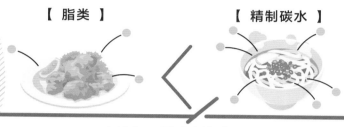

【 脂类 】　　　　　　　　【 精制碳水 】

甘油三酯是什么？

甘油三酯是肝脏将过剩的葡萄糖（主要来自精制碳水）转化而成的脂肪分子，部分储存于肝脏，其余进入血液输送至脂肪组织储存，在能量不足时分解供能。

比起油腻的菜肴，更要留意的是主食中过多的精制碳水

要想避开堆积脂肪的饮食，最应该留意的是精米、精面等食物中富含的碳水化合物。

摄入高碳水化合物食物，血糖值（血液中糖的含量）就会快速升高，胰腺就开始分泌胰岛素。胰岛素通过促进肌肉细胞吸收血糖来降低血糖值，但这部分血糖如果不能作为能量被消耗掉，就会迅速被用来合成甘油三酯。

虽然摄入像炸鸡块等油腻食物时，其中大量的"脂类"也会成为脂肪蓄积的原因，但相比之下更成为问题的是精制碳水的过多摄入。

脂肪堆积前示意图

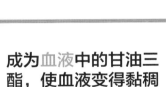

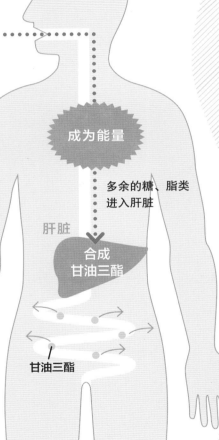

成为血液中的甘油三酯，使血液变得黏稠

血液中的甘油三酯增加得过多，血液就会变得黏稠，无法在血管中平稳流动。

成为内脏脂肪、皮下脂肪

没有被消耗的甘油三酯以内脏脂肪、皮下脂肪、异位性脂肪的形式被囤积起来。

成为能量

多余的糖、脂类进入肝脏

肝脏

合成甘油三酯

甘油三酯

大多数人
都摄入了过量的精制碳水

　　造成内脏脂肪堆积最主要的原因是"精制碳水"。只不过大多数人，尤其是越是在意食物热量的人，就越容易摄入过量的精制碳水。

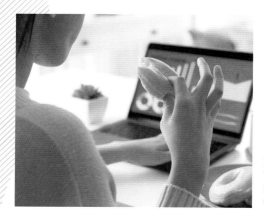

零食的
过多摄入！

工作闲暇、夜晚等肚子饿的时候不知不觉就倾向于吃零食。点心类、面包类等精制碳水类食物，食用后容易堆积脂肪。

误会了
精制碳水和
热量！

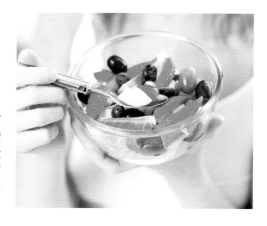

"水果 = 健康"，这样想的人有很多，实际上水果虽不属于精制碳水，但某些水果的糖含量很高。因为是容易造成脂肪蓄积的食物，所以有必要注意不要吃得太多。

所有年龄段的男女都摄入了过量的碳水化合物

本书作者推荐男性每天适宜的碳水化合物摄取量约为250g，女性约为200g。

然而，如下图所示，根据札幌啤酒株式会社进行的"关于饮食习惯和碳水化合物的实况调查"结果显示，所有年龄段的男女碳水化合物摄取量都超过了基准值。

此外，在这项调查中，回答"在饮食生活中注意不摄入过多热量"的人，碳水化合物摄入过量的倾向更为明显。可以看出，很多人都认为摄入过多热量是脂肪产生的原因，但为了不囤积脂肪，应该控制的是碳水化合物的摄入量。

每日碳水化合物摄取量调查结果

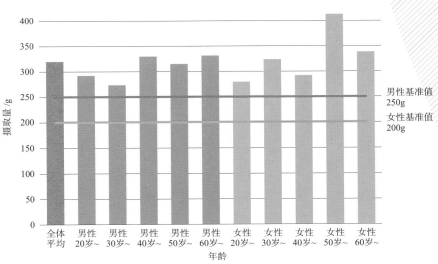

上图是针对全日本20～60多岁的1000名男女进行的"关于饮食习惯和碳水化合物的实况调查"结果。所有年龄段，每日摄取的碳水化合物平均量均超过了基准值，显示出摄取过量碳水化合物的实际状况。其中，50多岁年龄段的女性碳水化合物摄取过量得最为严重，这与以碳水化合物为主的零食食用得较多的生活习惯有关。

内脏脂肪是 怎样堆积的

脂肪堆积的顺序

　　饮食过量、运动不足等导致的剩余在体内无法消耗掉的糖、脂肪会转化成甘油三酯。甘油三酯按照"皮下脂肪→内脏脂肪→异位性脂肪"的顺序储存。

皮 下 脂 肪

多余的脂肪堆积在内脏周围

内脏脂肪

多余的脂肪堆积在肌肉、脏器
（肝脏、胰腺、心脏）中

异位性脂肪

影响健康
危险系数大!

危险的脂肪在不知不觉中蓄积

　　糖、脂肪在肝脏中被转换成能量，摄入过量后多余的部分，以及因为运动不足等没能消耗掉的部分则转变成甘油三酯。甘油三酯溢出到血液中使血液变得黏稠，并以脂肪的形式储存在身体里。

　　最先容易堆积的是皮下脂肪。到了皮下脂肪都存不下的程度时，甘油三酯就会以内脏脂肪的形式储存。再有多余的，就以异位性脂肪的形式储存。

内脏脂肪的蓄积可能会导致各种各样的生活习惯疾病，需要加以重视，但更麻烦的是异位性脂肪。异位性脂肪也被称为"第三类脂肪"，因其堆积在肌肉以及肝脏、胰腺等器官中，所以从外观上看不出有脂肪的蓄积。

为什么蓄积的是脂肪而不是糖

虽然糖、脂肪都是作为能量被消耗的，但没有被用尽及消耗掉的糖会转化成脂肪。这是因为脂肪储存能量的能力约为糖的2倍，水分又少，储存效率高。

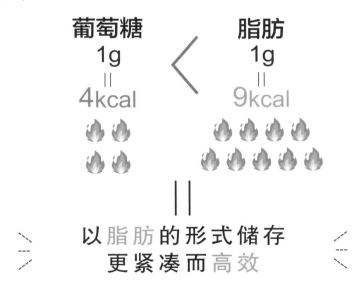

葡萄糖 1g
= 4kcal

脂肪 1g
= 9kcal

=
以脂肪的形式储存
更紧凑而高效

由于异位性脂肪的堆积是在没有任何自觉症状的情况下发生的，因此等有所觉察的时候，脏器、肌肉等已经堆积了大量的脂肪，器官的功能也会下降。据说还会使2型糖尿病等的病情恶化，非常危险。

顺带提一下，机体将糖转化为脂肪是因为脂肪可以更有效地储存能量。具体而言，1g 葡萄糖可以储存 4kcal 能量，而 1g 脂肪却可以储存 9kcal 能量。此外，若用葡萄糖的形式储备能量，需要比脂肪多 3 倍的水。

蛋白质不足会发胖吗

想要拥有不会发胖的体质，不仅要控制碳水化合物的摄入量，多运动、摄取充足的蛋白质也很重要。

打造易瘦体质以白蛋白值为基准

为了打造不易堆积脂肪的体质，肌肉锻炼很重要。

这是因为，在生命维持所必需的能量（基础代谢量）中，肌肉的消耗约占 40%。也就是说，肌肉越多，身体消耗的能量就越多，就越容易瘦下来。此外，肌肉还有将脂肪转化成能量消耗掉的功能。

为了增加肌肉含量，作为肌肉原材料的蛋白质的摄入不可或缺。是否摄入了充足的蛋白质，可以以通过血液检查就能确定的白蛋白值为基准。血中白蛋白值如果达到在 4.4g/dl 以上，肌肉量就开始增加，只要充足，肌肉量就能得以维持。

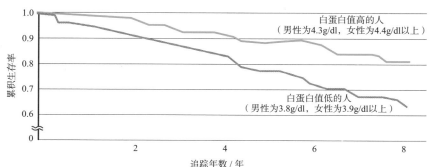

吃蛋白质能延长寿命吗

白蛋白值高的人
（男性为4.3g/dl，女性为4.4g/dl以上）

白蛋白值低的人
（男性为3.8g/dl，女性为3.9g/dl以上）

累积生存率

追踪年数 / 年

※ 累积生存率：观察期内，通过各期存活率相乘，求出受访者生存的概率。

上图比较了白蛋白值高的人和白蛋白值低的人的生存率，发现白蛋白值高的人更长寿。从图中还可以推测出白蛋白对人体健康产生的影响。

白蛋白值与身体状态的关系

白蛋白值 /（g/dl）	身体状态	
低于3.6	身体功能衰弱	易摔倒 受伤
3.6 ~ 4.1	新型营养失调	
4.1 ~ 4.4	肌肉开始增加	肌肉力量 增强
4.4 ~ 4.6	肌肤变得光润	
4.6 ~ 4.7	头发变得健康	
4.7 ~ 4.8	指甲变得漂亮	头发变得 柔顺光滑
4.8 ~ 5.5	理想状态	

　　血液中白蛋白含量的理想值是 4.8 ~ 5.5g/dl。一般认为数值越高越健康长寿，如果数值低于 3.6g/dl，身体功能就会逐渐衰退。从与脂肪易蓄积程度的关系来看，是否高于 4.4g/dl 是关键。如果超过 4.4g/dl，肌肉量就会开始增加，形成容易分解脂肪的体质。

第2章

所有的原因都在于内脏脂肪

内脏脂肪是万病之源

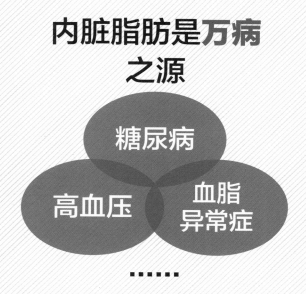

内脏脂肪的堆积不仅仅是使身材走样。

除了破坏对身体健康有益的激素的功能外，

还会使血液变得黏稠，引发疾病，

严重时甚至会导致死亡……

即使不喝酒、不胖，

内脏脂肪也有可能堆积。

让我们从源头上来消除内脏脂肪的堆积，

以拥有健康的身体为目标吧。

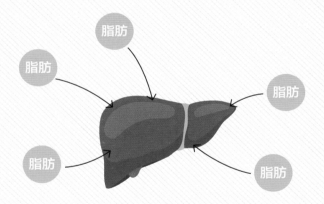

应该治疗的是
脂肪在肝脏里的堆积
——脂肪肝

太危险了！
内脏脂肪的威胁

脂联素能预防
生活习惯疾病

　　"脂联素"又被称作"长寿激素"，具有以预防动脉（粥样）硬化、糖尿病等生活习惯疾病为主要功能的维持身体健康的多重作用。甘油三酯增加过多，脂联素的分泌量就会减少，其作用的发挥就会受到阻碍。

长寿激素
脂联素

阻碍！

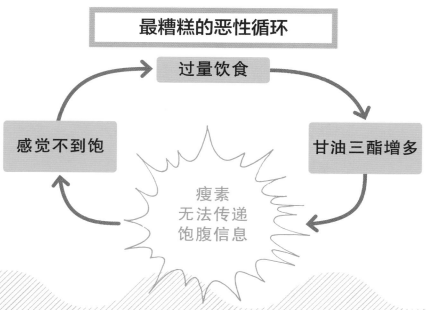

最糟糕的恶性循环

过量饮食

感觉不到饱

甘油三酯增多

瘦素
无法传递
饱腹信息

发病过程

血液变得黏稠

因为饮食过量而肥胖

危及生命的疾病!

脂联素减少，有害激素增加

瘦素功能被抑制，饱腹感难以产生

"瘦素"又被称为"饱腹激素"，负责向大脑传递饱腹信息。如果甘油三酯增加过多，大脑就无法正确接收到瘦素所发出的信息，也就不容易产生饱腹感。

饱腹激素
瘦素

阻碍!

黏稠的血液侵蚀全身

过多的甘油三酯会加剧动脉（粥样）硬化

若由于吃得太多、运动不足等导致糖和脂肪消耗不尽，血液中的甘油三酯量就会变多。甘油三酯量增加过多的血液会变得黏稠，无法在血管内平滑流动，慢慢地就会损伤血管。这就形成了严重病变——"动脉（粥样）硬化"。

动脉（粥样）硬化如果在脑内进展，就有可能引发由于血栓形成、血管堵塞所造成的"脑梗死"和由于血管破裂所导致的"脑出血"等重大疾病。此外，还可诱发由于心脏血管堵塞所造成的"心肌梗死"，以及由于心脏功能低下所导致的"心功能不全"或"心力衰竭"。此外，由于冠状动脉血流短暂减少而导致的"心绞痛"等的发生风险也会增加。

放任动脉（粥样）硬化**不管，就会得这样的病！**

你，不要紧吧？

疾病的自觉症状

心脏疾病	脑部疾病
· 心悸、呼吸困难、恶心	· 头痛(有别于平时的痛感)
· 头晕、目眩	· 食物难以下咽
· 左臂、左肩、背部疼痛	· 看东西有重影
· 脚浮肿	· 口齿不清
……	……

若有这些症状，请及时就医！

脑

[脑梗死]

由于某种原因导致的脑内血管发生堵塞。血流中断，脑细胞受损。

[脑出血]

因脑内血管破裂而出血。和脑梗死一样，脑细胞会受损。

心脏

[心绞痛]

冠状动脉（向心脏输送血液的血管）变窄，血流暂时中断。

[心肌梗死]

维持心脏跳动的肌肉即心肌因缺血而发生坏死的状态。

[心肌肥大]

是指心肌肥厚，是因各种疾病所导致的心脏异常的一种状态。

[心功能不全]

由于心脏功能低下，无法向全身输送足够的血液，导致各个器官出现异常。

眼

[眼底出血]

多数情况下，因视网膜静脉出血而导致视力受损。

主动脉

[主动脉瘤]

主动脉的一部分像肿瘤一样鼓起膨胀，然后血管慢慢扩张，最终导致破裂。

肾脏

[肾硬化症]

动脉硬化累及肾脏的血管，导致肾脏功能受损。

[肾衰竭]

肾脏功能减退进展到慢性肾衰竭时导致的肾脏功能丧失。

动脉（末梢）

[闭塞性动脉硬化症]

末梢动脉硬化的加剧导致血流受阻，诱发行走障碍等。

最糟糕的糖尿病和并发症

糖尿病是什么

糖尿病是指血液中流动的葡萄糖（血糖）水平升高，糖从尿中排出的疾病。大致可分为1型和2型两种类型。由生活习惯、体质等原因所导致的多是2型糖尿病。2型糖尿病许多时候没有自觉症状，在不经意间病情进展、恶化，可能会引发以"糖尿病性视网膜病变""糖尿病肾病""糖尿病性神经病变"为代表的并发症。

2型糖尿病的发病过程

精制碳水饮食导致血糖值快速升高，为了降低血糖，胰腺会分泌胰岛素。然而，如果持续摄入过多的碳水化合物，胰岛素就会相对不足，血液中糖含量过高形成高血糖，增加糖尿病的发生风险，继而引发糖尿病。

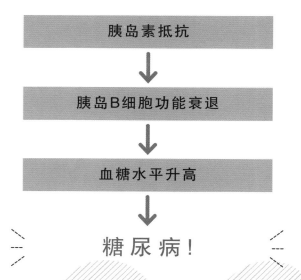

胰岛素抵抗

↓

胰岛B细胞功能衰退

↓

血糖水平升高

↓

糖 尿 病！

糖尿病的三大并发症

糖尿病性视网膜病变

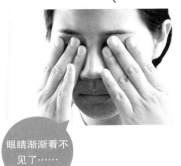

眼睛渐渐看不见了……

每年约有数千人因此失明
若放任不管，后果极为严重

全球范围内，糖尿病是导致成人失明的主要原因之一。根据统计，每年约有数千人因糖尿病相关的视网膜病变而失明。糖尿病发病后，糖尿病性视网膜病变以5年约为10%、20年约为70%的发生率逐年上升。

糖尿病肾病

病情恶化
有些病例甚至需要进行人工透析

肾脏内肾小球（像毛球一样聚集的毛细血管）失去功能就会发病。如果血液中的代谢产物不能通过尿液排出，有些情况下就需要进行人工透析。

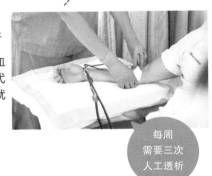

每周需要三次人工透析

糖尿病性神经病变

无法自由行动的身体……

手脚发麻、溃疡等
末梢神经损害

高血糖会损害全身的神经系统，尤其是手和脚的周围神经。末梢神经功能丧失，会出现手脚麻木、疼痛等感觉神经障碍，以及皮肤溃疡等。糖尿病发病后5～10年内糖尿病性神经病变的发生率大概在30%。

减掉的顺序是
"脂肪肝"→"内脏脂肪"

肝脏内脂肪堆积——脂肪肝是万病之源

精制碳水和添加糖摄入过多、运动不足，首先会导致皮下脂肪的蓄积，然后是内脏脂肪。再有多余的就会进入脏器、肌肉等内部，作为异位性脂肪储存起来。

异位性脂肪中，最需要注意的是蓄积在肝脏内的脂肪。健康的肝脏，脂肪量占比为总量的 3% ～ 5%，超过 20% 就会被诊断为"脂肪肝"。因为脂肪肝没有明显的自觉症状，所以很难察觉，进展下去有可能会发展成肝癌。

构成肝脏的肝细胞分泌多种酶，发挥着"营养物质代谢""解毒""胆汁（消化液）生成"等重要作用。一旦患上脂肪肝，蓄积的脂肪就会使肝脏的这些功能受损，对身体各部位产生不良影响，从而引发各种生活习惯疾病。

此外，患上脂肪肝后，肝脏的代谢功能（将吸收进体内的营养素转化成对身体有益的形式的功能）会下降，糖的代谢、稳定血糖值的功能也会变差。要想拥有易瘦体质，首先要治疗脂肪肝，这是非常重要的。

脂肪最容易
堆积的部位是肝脏

"肝脏"是异位性脂肪倾向于附着和蓄积的器官。肝脏里的脂肪一旦堆积过多，就会被诊断为"脂肪肝"，堆积的脂肪会导致肝功能下降。

肝脏的功能

营养物质代谢

解毒

生成胆汁

如果患上脂肪肝
这些功能也会降低！

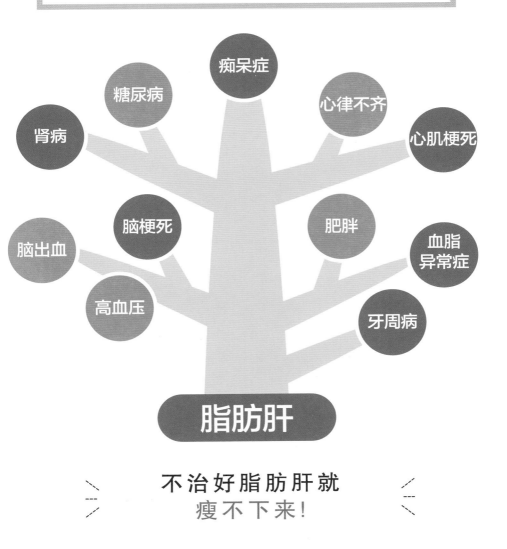

生活习惯疾病树

脂肪肝

不治好脂肪肝就
瘦不下来！

脂肪肝被认为是高血压、糖尿病等多种生活习惯疾病的重要诱发因素。如果继续发展，就有可能发展成肝癌。

不喝酒也会得脂肪肝

添加糖和精制碳水摄入过多也会使肝脏堆积脂肪

　　肝脏中脂肪堆积过多导致的"脂肪肝"，大致可分为"酒精性脂肪肝"和"非酒精性脂肪肝"两种类型。酒精性脂肪肝是由于长期大量饮酒，使分解酒精的肝脏功能受损导致的因肝脏脂肪堆积而发生的疾病。

　　而非酒精性脂肪肝是指不饮酒的人患上的脂肪肝。长期摄入过多的糖和精制碳水导致的甘油三酯堆积在肝脏中，以多发于喜欢水果和米饭等饮食的女性为特征。

肝脏病变

酒精和添加糖、精制碳水摄入过多，脂肪堆积在肝脏里，严重时还会引发肝癌。

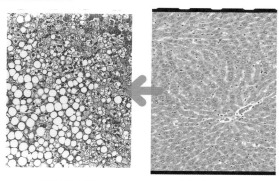

脂肪肝	健康肝脏
甘油三酯（圆形、白色部分）增加。	肝细胞整齐排列成栅栏状。

不治好脂肪肝就瘦不下来

肝脏负责分解酒精、糖等。但如果酒精、精制碳水等摄入过量就会导致肝脏负荷过重、功能受损，脂肪就会堆积在身体各处。

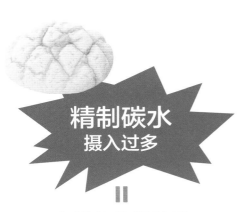

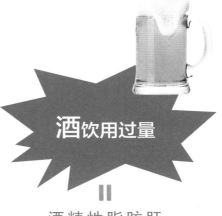

精制碳水 摄入过多

=

非酒精性脂肪肝

由于精制碳水的过度摄入导致的脂肪肝。是指没有消耗尽的甘油三酯堆积在肝脏中的状态。

酒饮用过量

=

酒精性脂肪肝

由于饮酒过量，令负责分解酒精的肝脏负荷过重，从而导致的脂肪在肝脏中堆积的状态。

 瘦也有可能得脂肪肝？

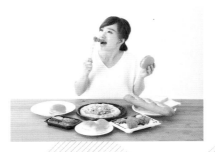

不胖
也会得脂肪肝!

肥胖是引起脂肪肝的原因之一，但瘦人也可能会得脂肪肝。由于堆积在肝脏内的脂肪从外表上难以看出，也没有明显的自觉症状，所以病情会在不知不觉中发展。

脂肪肝可以通过体检查出

因为没有外在表现，所以病情会在不知不觉中发展

脂肪肝会引发生活习惯疾病，还会发展成肝硬化、肝癌等重大疾病。因为没有自觉症状，所以在不知不觉中发展恶化的情形也不少。

那么，怎样才能知道是不是得了脂肪肝呢？接受健康检查就可以。通过最基础的肝功能检查项目，就可以确认肝脏的状态。

首先需要检查的项目是"ALT（GPT）"和"AST（GOT）"。这两种酶都是氨基酸合成所需的酶，ALT（GPT）主要存在于肝脏中，AST（GOT）主要存在于肝脏及肌肉中，肝细胞一旦受损，这些酶就会被释放到血液中。任何一个数值超过化验单中的参考值，都可以考虑是否已经患上了脂肪肝。

接下来，让我们来确认一下负责蛋白质分解的"γ-GTP"。γ-GTP是存在于肝细胞中的酶，在肝脏负荷持续过重的情况下就会被释放到血液中。其理想值为男性10～50U/L，女性10～30U/L。用它与ALT（GPT）和AST（GOT）的值相比较，就可以了解肝脏的状态。

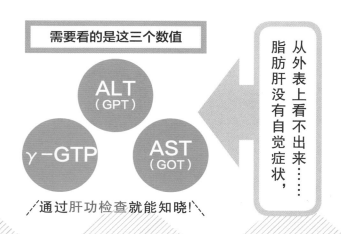

需要看的是这三个数值

ALT（GPT）

γ-GTP

AST（GOT）

从外表上看不出来……脂肪肝没有自觉症状，

通过肝功检查就能知晓！

在标准值内也可能是脂肪肝

本书所设定的"理想值"比一般的标准值（只要在这个范围内就没有问题的数值）更为严格。如果数值在理想值以内，就能够预防脂肪肝。（常规体检参考值以检查单上的数据为准。）

ALT（GPT）

肝脏中富含此酶。肝细胞如果被破坏，这些酶就会被释放到血液中，若数值高，就可以考虑罹患了脂肪肝。

理想值	一般标准值
5～16U/L	10～30U/L

AST（GOT）

肝脏、肌肉中含量丰富。与 ALT（GPT）的数值进行比较，可以推测肝功能状态。

理想值	一般标准值
5～16U/L	10～30U/L

γ-GTP

存在于肝脏中，容易受到酒精的影响。与 ALT（GPT）和 AST（GOT）一起作为酒精性肝损伤的诊断参考。

理想值	一般标准值
男性 10～50U/L	男性 79U/L以下
女性 10～30U/L	女性 48U/L以下

1周治愈脂肪肝

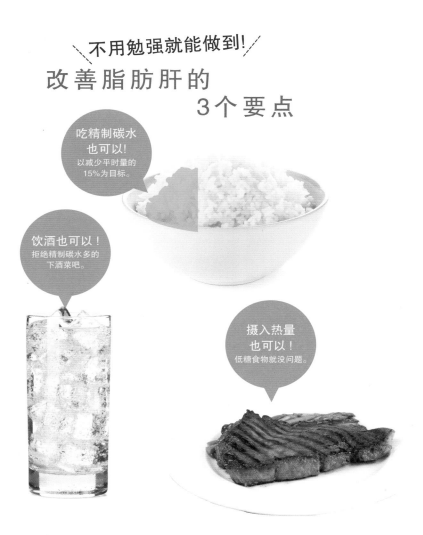

\不用勉强就能做到!/

改善脂肪肝的
3个要点

吃精制碳水也可以!
以减少平时量的15%为目标。

饮酒也可以！
拒绝精制碳水多的下酒菜吧。

摄入热量也可以！
低糖食物就没问题。

　　轻度脂肪肝，只需控精制碳水1周左右的时间，就可以期待会有很大的改善。仅是留意米饭、面包、面条等精制碳水的摄入，肝脏脂肪堆积的问题就会改善。

减碳水化合物15%，脂肪肝就能得到改善

轻度的脂肪肝，仅是通过稍微控精制碳水这样温和的饮食控制方法就可以得到改善。

具体而言，米饭、面包、面条等精米、精面的量比平时减少15%即可。土豆、红薯等薯类虽是蔬菜，但因含有大量碳水化合物，也需要注意。此外，每天喝果汁、吃点心的人，只要控制它们的摄入量也会见效。

每日碳水化合物的适宜摄取量男性为250克，女性为200克。养成低碳水饮食的习惯是治疗脂肪肝的捷径。

了解一下食品中碳水化合物的含量吧

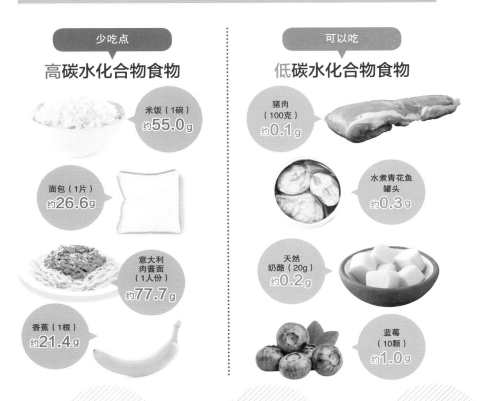

少吃点

高碳水化合物食物

米饭（1碗）
约**55.0**g

面包（1片）
约**26.6**g

意大利
肉酱面
（1人份）
约**77.7**g

香蕉（1根）
约**21.4**g

可以吃

低碳水化合物食物

猪肉
（100克）
约**0.1**g

水煮青花鱼
罐头
约**0.3**g

天然
奶酪（20g）
约**0.2**g

蓝莓
（10颗）
约**1.0**g

胆固醇并不是坏蛋

虽然也有"胆固醇高会导致生活习惯疾病"的说法，但那都是陈旧的想法。现在已经知道，胆固醇具有提高免疫力等有益于健康的作用。

甘油三酯让胆固醇变成坏蛋

甘油三酯增加过多，会使 HDL（高密度脂蛋白）减少，令多余的胆固醇被运回肝脏的过程受阻。尤其是 LDL（低密度脂蛋白）更容易被氧化，产生超级坏蛋胆固醇。

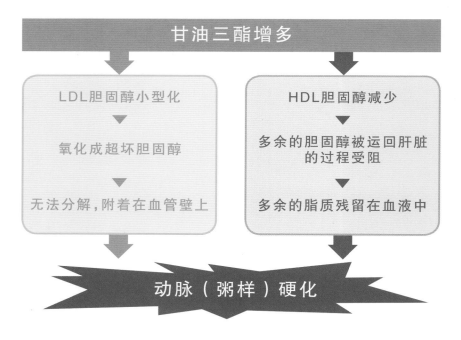

甘油三酯增多

LDL胆固醇小型化	HDL胆固醇减少
▼	▼
氧化成超坏胆固醇	多余的胆固醇被运回肝脏的过程受阻
▼	▼
无法分解，附着在血管壁上	多余的脂质残留在血液中

动脉（粥样）硬化

最为重要的是LDL和HDL的平衡

胆固醇主要分为两种，从肝脏被运送到全身的"LDL 胆固醇"和被运回肝脏的"HDL 胆固醇"。若 LDL 值与 HDL 值相比数值过低，则患癌的风险会相应增加。另一方面，在 HDL 值低的状态下，再叠加高血压等因素，会诱发动脉（粥样）硬化。人体本来具有维持一定的 LDL 和 HDL 平衡的功能，但是若长期存在生活习惯不良和运动不足等，这一平衡就会被打破。

此外，如果甘油三酯增加过多，那么 LDL 则容易被氧化，成为被称作超坏胆固醇的"氧化胆固醇"，继而可能成为引发动脉（粥样）硬化的罪魁祸首。

胆固醇是构成机体的重要组分

从肝脏被运送到全身的"LDL胆固醇"，以及被运送回肝脏的"HDL胆固醇"，这两种胆固醇对维护人体健康起着重要作用。

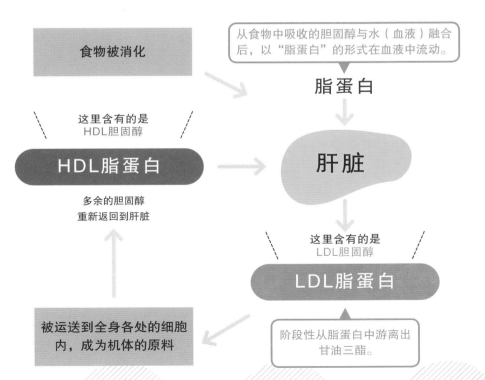

食物被消化

从食物中吸收的胆固醇与水（血液）融合后，以"脂蛋白"的形式在血液中流动。

脂蛋白

这里含有的是
HDL胆固醇

HDL脂蛋白

多余的胆固醇
重新返回到肝脏

肝脏

这里含有的是
LDL胆固醇

LDL脂蛋白

被运送到全身各处的细胞内，成为机体的原料

阶段性从脂蛋白中游离出
甘油三酯。

体检数据请关注这里

项目	肝脏系统检查			
	ALT（GPT）	AST（GOT）	γ-GTP	白蛋白
标准值	10~30U/L	10~30U/L	男性：79U/L以下 / 女性：48U/L以下	3.7 ~ 5.5g/dl
理想值	5~16U/L	5~16U/L	男性：10~50U/L以下 / 女性：10~30U/L以下	4.8 ~ 5.5g/dl
备注	由于精制碳水的过量摄取，导致肝细胞发生异常后，数值会升高。如果超过16U/L，就要怀疑是脂肪肝。	是肝细胞受损时释放出来的酶，与ALT相比若数值偏高，则有可能是因为饮酒过量，若数值偏低，就有可能是因为摄入了过多的精制碳水。	若肝脏、胆道（胆汁的通道）发生异常，则数值会升高。数值高，很有可能就是酒精性脂肪肝。	作为血液中负责将营养素运送到身体各处的蛋白质，如果不足，肌肉、血管就难以构建，燃烧脂肪的能力也会减弱。

　　在一般的标准值内，ALT 和 AST 都超过 16U/L 的情况下，脂肪肝已经开始形成的可能性很高。此外，γ-GTP 作为酒精性肝损害的指标，数值高的情况下有罹患酒精性脂肪肝的可能性。

项目	血压		脂质代谢检查			糖相关检查	
	收缩期（最高）	舒张期（最低）	LDL 胆固醇	HDL 胆固醇	甘油三酯	血糖值	HbA1c（糖化血红蛋白）
标准值	~129 mmHg	~84 mmHg	70~139 mg/dl	男性：40~80 mg/dl　　女性：40~90 mg/dl	50~149 mg/dl	空腹时 70~109 mg/dl	5.9% 以下
诊断标准	收缩压 140mmHg 以上 或者 舒张压 90mmHg 以上		140mg/dl 以上	低于 40mg/dl	高于 150mg/dl	空腹时高于 126mg/dl	6.5% 以上
疾病名称	高血压		高 LDL 胆固醇血症	低 HDL 胆固醇血症	高甘油三酯血症	糖尿病	

　　作为三大生活习惯疾病的"高血压""血脂异常症""糖尿病"，要通过血压、胆固醇值、血糖值等来确认。脂质代谢检查中只要有一项指标异常，就可判定为血脂异常症。

内脏脂肪堆积的原因在于生活习惯，

其中饮食生活的影响最大。

内脏脂肪很容易堆积，

实际上要减掉也很简单。

只需稍微改变一下饮食习惯，

内脏脂肪就会以肉眼可见的速度减掉。

无须勉强就能坚持，

让我们来了解一下减掉内脏脂肪的吃法，

改善一下饮食习惯吧！

仅是改变
吃的顺序而已！

同样的食谱，如果从抑制糖吸收的膳食纤维开始吃，就能防止血糖值快速升高。

仅是改变
进餐时间而已！

含糖量较多的饮食最好在10时～19时之间进行。若在深夜、睡前进食，脂肪容易堆积。

第 3 章
零负担，减掉内脏脂肪的饮食方法

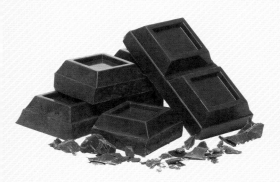

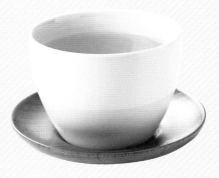

零食
高可可含量
巧克力！

高可可含量巧克力中的黄烷醇有助于改善血糖管理。需要注意的是，虽有好处，但也不能过量食用。

饮料
要喝
绿茶！

富含抑制内脏脂肪堆积的营养素。瓶装的也不错。

理想的饮食比例是5：3：2

要想减掉内脏脂肪
就要控制碳水化合物（糖）的摄入
增加蛋白质的摄入!

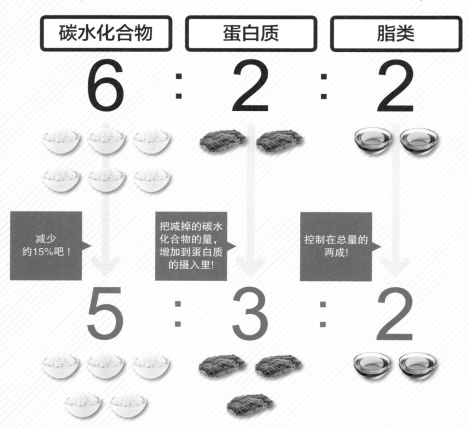

碳水化合物	蛋白质	脂类
6	2	2

减少约15%吧！

把减掉的碳水化合物的量，增加到蛋白质的摄入里！

控制在总量的两成！

5	3	2

　　如果依照 6：2：2 的常规膳食比例，实际上均衡性差，1 日总摄入热量的 50%～60% 都是碳水化合物。在此推荐减少碳水化合物的摄入，将减少的量增加到蛋白质的摄入中的饮食方法。

为了有效减掉内脏脂肪，控制碳水化合物很重要。让我们有意识地均衡摄入碳水化合物、蛋白质和脂肪吧。

减少碳水化合物，增加蛋白质

食物所含成分中，"碳水化合物""蛋白质""脂肪"是人体不可或缺的三大营养素。

碳水化合物和脂肪除了作为身体活动的能量的来源外，部分脂肪还是细胞的构成成分，而蛋白质主要是构成肌肉、器官、血液等的基本成分。

碳水化合物包括"单糖""寡糖""多糖"和"膳食纤维"，为了减少内脏脂肪，控制碳水化合物中的"糖"也很重要。

如果按照一般膳食比例碳水化合物6∶蛋白质2∶脂肪2来看，一天摄取的总热量的50%～60%都是碳水化合物。如果想要减少内脏脂肪，碳水化合物的摄入量应该有所控制。有意识地将碳水化合物∶蛋白质∶脂肪控制在5∶3∶2就比较好。

近年来，有些人为了减肥等目的而过度控制碳水化合物的摄入量。但因为碳水化合物也是重要的营养素，所以将碳水化合物的摄入量减少到五成以下并不可取。只要不超过1日碳水化合物摄取适宜量标准值（男性250g，女性200g）就可以。

比起热量，更应该关注的是碳水化合物

不让血糖值升高得过快，吃法是关键

前面介绍过，避免内脏脂肪堆积的饮食中，精制碳水是关键因素。

具体来说，一方面，没有必要控制高油、高热量的饮食。另一方面，米饭、面包等精制碳水也需要保留。那么究竟脂肪堆积的原因是什么呢？关键在于一种被称为"胰岛素"的激素。

胰岛素是一种能够降低血液中糖含量（血糖值）的激素。如果食用的是高碳水化合物食物，那么这些食物就会在小肠内被分解为葡萄糖，

糖引起肥胖的机制

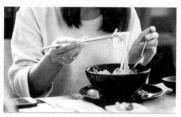

1
摄入碳水化合物
血糖值升高

摄入米饭、面包等精制碳水，血糖值就会加速升高。

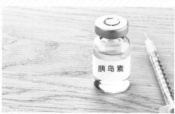

2
没用完的胰岛素
会剩余下来

为了降低血糖值而分泌的多余的胰岛素，会残留在血液中。

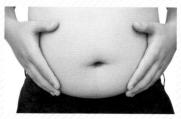

3
多余的胰岛素
促进脂肪合成

多余的胰岛素作用于脂肪细胞，将葡萄糖转化成脂肪。

吸收入血，血糖值升高，胰腺分泌胰岛素。若大量摄入碳水化合物，相应地，血糖值就会急剧升高，就会导致胰岛素大量分泌。分泌过量，多余的胰岛素就会将葡萄糖转化为脂肪储存在体内。葡萄糖是机体能量的来源，如果因运动不足等使机体不需要那么多能量，葡萄糖就会在不被消耗的情况下剩余在血液中。胰岛素就会将葡萄糖不断地转化成脂肪储存起来。

　　如下图所示，第一幅图显示摄入碳水化合物后血糖值急速上升。而第二幅图显示，即使吃高热量的食物，血糖值也没什么变化。也就是说，为了避免过度分泌胰岛素造成脂肪堆积，我们应该留意的不是热量，而是控制精制碳水的摄入量。

升高血糖值的
不是热量，而是碳水化合物!

促进脂肪合成的胰岛素是在摄入碳水化合物时分泌的。要减少脂肪，比起控制热量，控制碳水化合物（主要是精制碳水）的摄入量更有效。

吃 3 个饭团、喝罐装咖啡后血糖值的变化

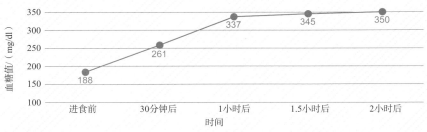

进食西冷牛排（160g）后血糖值的变化

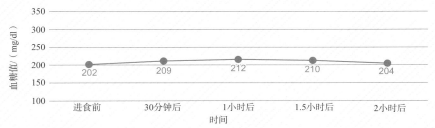

出处：栗原诊所东京·日本桥院调查。

超简单!
控制碳水化合物的 吃法

　　想要减少内脏脂肪的人一定要履行的是"控制碳水化合物"。每天只需将碳水化合物的摄入量减掉原来的 15% 就可以，而且因为并没有对热量加以限制，所以不用勉强就能做到。

可以吃的食物

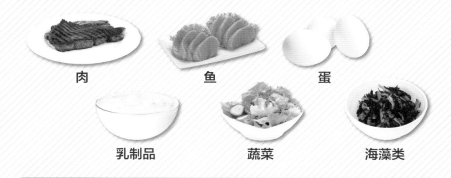

肉　　　　　　　　鱼　　　　　　　　蛋

乳制品　　　　　　蔬菜　　　　　　　海藻类

要控制吃的食物

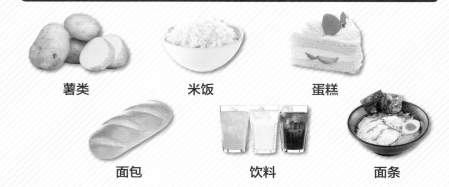

薯类　　　　　　米饭　　　　　　蛋糕

面包　　　　　　饮料　　　　　　面条

控碳水 5 条

其1

减少米饭的量
减掉15%的碳水

请减少米饭的食用量，减掉约15%的碳水吧。

其2

适量增加肉、鱼和蛋等
高蛋白质食物的摄入量

请适量增加富含蛋白质的肉和鱼等的食用量。鸡蛋也是特别优质的蛋白质来源哦。

其3

饮料糖分高
请选择水或茶

饮料几乎都含有大量糖。饮品还是请尽量选择水或茶吧。

其4

不吃便利店的饭团、
夹心面包等

便利店的饭团、夹心面包、预制面条等虽然食用起来简单方便，但无论是哪一种，碳水化合物含量都很高，还是避免食用为好。

其5

晚饭早早解决

为了不囤积脂肪，要养成早吃晚饭、睡前禁食的习惯。

不过分勉强
坚持很重要!

控碳水不要过度，只要掌握这5条就可以了。在选择主食的时候，最好选择富含膳食纤维、口感好的"黑色食品"。米饭的种类推荐糙米、杂粮米，面包的种类推荐黑麦面包、全麦面包等。

按照顺序吃就不会胖的吃法

仅是变换一下吃法，血糖值就不容易升高

要避免内脏脂肪的堆积，关键在于管理血糖水平，防止其急剧升高。血糖值的快速上升会导致胰岛素大量分泌，从而促进脂肪的堆积。食物的进食顺序可以显著影响血糖的升高速度，因此，培养一种有利于稳定血糖的饮食习惯至关重要。

首先，应优先摄入富含膳食纤维的食物。膳食纤维有助于延缓糖分在肠道的吸收，从而令血糖上升缓慢。建议先食用富含膳食纤维的叶菜、海藻和菌类等。

在摄取膳食纤维后，接着摄取蛋白质丰富的食物，如肉类、鱼类、蛋和大豆制品。在食用膳食纤维后，消化系统做好了充分吸收蛋白质的准备。

随后，可以喝些汤品，以填充胃部，增加饱腹感。最后再食用米饭、面包等主食，这些食物碳水化合物含量较高。

采用这种进食顺序不仅有助于控制血糖水平，还能有效增加饱腹感，避免摄食过量。这是一个简单而有效的方法，可以帮你避免血糖快速上升带来的负面影响。

即便是在便利店购买的······

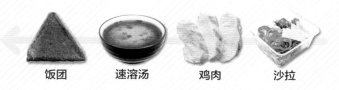

饭团　　　速溶汤　　　鸡肉　　　沙拉

花点心思改变一下吃的顺序

仅需花点心思调整一下进食顺序
就能减掉内脏脂肪

为了有效地减掉内脏脂肪，在吃的顺序上也要下点功夫。先用"膳食纤维"调整肠胃，再吃"蛋白质"，摄入水分后再摄取"主食"，这样就能够防止血糖值的急剧上升。

1 吃膳食纤维

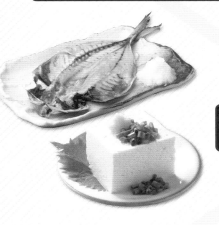

2 吃蛋白质

3 摄取水分

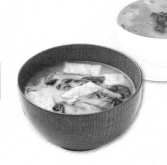

4 摄取主食

进餐时间不同，发胖的风险不同

　　进食时间段不同，脂肪蓄积的难易度也会不同。让我们留意一下进食的时间段，从而甩掉脂肪吧。

 ## 深夜进食会发胖！

　　调控生物钟的"BMAL1"也有增加脂肪细胞的作用。BMAL1的作用按照时间段的不同会有近20倍的差异，因而避开其功能最活跃的时间段来进食非常重要。

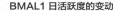

BMAL1 日活跃度的变动

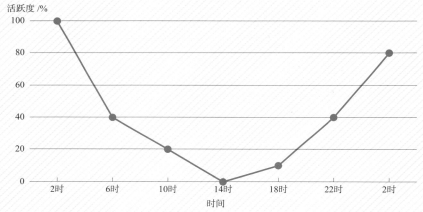

出处：数据来源于日本大学药学部榛叶繁纪副教授。

进食时间为10时～19时最为理想

　　有些人仅是以"我想瘦""我想甩掉脂肪"的理由而不进食，这是错误的。可以说，只有早、中、晚三餐按时好好吃，脂肪才不容易堆积。

　　为什么这么说呢？那是因为如果省掉一餐，另外两餐的间隔时间过长，身体就会处于饥饿状态。比方说，如果不吃午餐，晚餐时身体就会处于饥饿状态，晚餐摄取的糖就会被迅速吸收，并作为脂肪储存在身体里。更进一步来讲，更是因为血糖值的急剧升高，导致脂肪更加容易蓄积。

　　此外，仅是注意一下进食的时间段，就可以避免脂肪的轻易堆积。

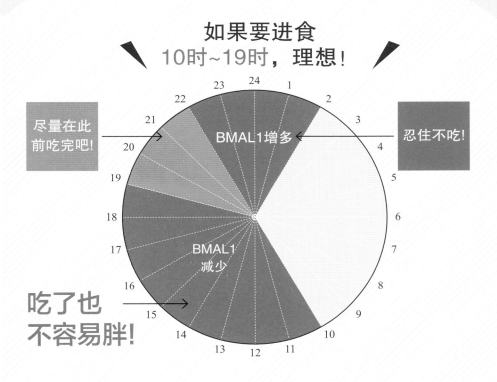

如果要进食
10时~19时，理想！

尽量在此
前吃完吧!

忍住不吃!

吃了也
不容易胖!

BMAL1增多

BMAL1
减少

22 时～深夜 2 时，据说是"BMAL1"功能活跃的时间段。BMAL1作为调节生活节律的蛋白质之一，具有促进脂肪细胞生成的功能。如果在这个时间段吃得太多，仅就这一点就会促使脂肪的形成。从上图可知，BMAL1 功能最不活跃的时间是 14 时。在 BMAL1 相对较少的 10 时～19时之间进食最为理想。

此外，能使脂肪分解的"生长激素"在 22 时～深夜 2 时的时间段内分泌旺盛。如果在这个时间段里食物还残留在胃里，生长激素的分泌量就会减少。

想要更多地分泌生长激素，让脂肪容易分解，以便在 22 时前完成消化，最好在 19 时之前完成就餐。对于无论如何都不得不推迟进餐时间的人，那就最好选择容易消化的食物，以便能够在 22 时前消化完毕。

在外就餐时，减肥的最强吃法

稍微花点儿心思，在外就餐时也能轻松减肥

经常在外面吃饭的人，可以选择控碳水化合物食谱，这样就避免了内脏脂肪的堆积。

点餐的要点是，避开荞麦面、乌冬面以及拉面等面食。面食中碳水化合物含量集中，如果选择拉面和炒饭组合、荞麦面和稻荷寿司（油炸豆腐皮包的寿司）组合等这种碳水化合物-碳水化合物组合的食谱，仅此一项就占了一天碳水化合物基准值的大半。

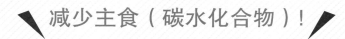

减少主食（碳水化合物）！

面类每周一次

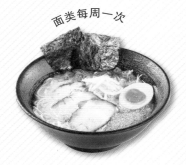

米饭量再少些

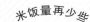

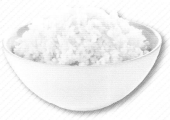

推荐套餐！

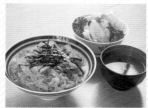

如果是盖饭，那么就再加上沙拉等！

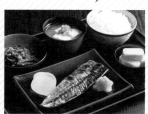

花时间慢慢地均衡饮食！

注：对于糖尿病患者来说，荞麦面是一种较为理想的食材选择。选购时要选择荞麦含量高的食材。

此外，面条容易让人吃得太快，可以说是要尽量避开的食物。短时间内快速进食，血糖值就会急速上升，一方面会造成脂肪的蓄积，另一方面也很难产生饱腹感。对于那些酷爱面食的人来说，不妨给自己定个规则，比如"一周只吃一次"等。

盖饭的饭量也是不少的，且容易吃得快，可以的话也要尽量避免。如果一定要吃盖饭，那么就配上沙拉，控制米饭的量，或者改吃套餐，这些都是需要留心的。

除此之外，去吃西餐的时候，最好事先就定下规则，不吃过多的面包等。如果去吃日料，主菜就选择富含蛋白质的烤鱼，避免食用调味料里使用了大量糖以及甜料酒的炖菜等。

不会胖！西餐的吃法

吃主菜前 先喝汤	面包 只吃1个	若要喝酒 选择红酒	餐后饮品 不加糖
有饱腹感，可以防止吃太多。	面包是精制碳水，控制一下吧。	含有防止脂肪蓄积的成分。	不加能升高血糖值的砂糖，可以加牛奶、柠檬。

不会胖！日料的吃法

大酱汤 选低糖的食材	不吃炖菜 吃凉拌焯青菜	主菜 选烤鱼	咸菜 少吃
	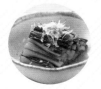	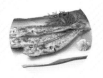	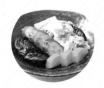
推荐低糖的豆腐、裙带菜等。	避开使用了大量砂糖、甜料酒的炖煮菜。	营养价值高，低糖，蛋白质也很丰富。	盐分多，吃多了会导致高血压。

活用蛋白棒

蛋白质是人体不可或缺的营养素。控制精制碳水时，更要有意识地摄取蛋白质，这是打造不易发胖体质所不可或缺的。

控制精制碳水期间积极摄取蛋白质

蛋白质与碳水化合物、脂肪并称为"三大供能营养素"。蛋白质是对身体非常重要的营养素。

具体来说，蛋白质是组成肌肉、血管、内脏、皮肤、头发、指甲等身体大部分组织不可或缺的成分，也是合成血液细胞、激素等的原料。特别是肌肉，除水分以外的80%都是蛋白质。此外，由于蛋白质还可以作为身体活动的能量来源，所以以减脂为目的时，控制精制碳水的同时还必须有意识地摄取蛋白质。

一天所需的蛋白质量为体重（kg）×1.0g。也可以利用在便利店等容易买到的蛋白棒，在饮食中请留意蛋白质的摄入吧。

了解你一天
◣ 应该摄入的蛋白质量 ◢

利用下面的公式，让我们来了解一下1日应该摄取多少蛋白质。此外，妊娠中、从事体力劳动的人等需要更多的蛋白质，每1kg 最多1.5g 较为理想。

【体重70kg的人】

每日所需量

$$70_{kg} \times 1.0_g = 70_g$$

黑巧克力分解脂肪

很多人认为"甜食是减脂的大敌"。

但"黑巧克力"却是减掉内脏脂肪的好帮手。

血糖值上升缓慢，脂肪更容易分解

黑巧克力是指可可含量超过 70% 的巧克力。如果好好加以利用，就能成为打造不易发胖体质的强力帮手。

黑巧克力里富含被称为"可可蛋白"的植物蛋白以及膳食纤维。由于这些营养素的作用，血糖值上升缓慢，脂肪不容易蓄积。

同时，抗氧化物质"可可多酚"含量高也是关键。可可多酚进入体内，能够改善胰岛素功能，使血糖值容易下降。再进一步，它还具有促进脂肪燃烧的功效。只不过，由于其在体内不能储存，所以每日可以在早、中、晚餐前，以及上午、下午加餐时少量食用一点。

黑巧克力的
有效吃法

建议食用可可含量在70% 以上的巧克力。
通过掌握几个吃的要点，就能打造易瘦体质，而且还
具有缓解压力的功效。

当零食也不错

肚子饿、心情烦躁的时候吃，可以缓解心情、放松身心，作为零食也很合适。

分5～6次食用

巧克力中含有的可可多酚在体内不能储存。每次食用 5g 左右，每天吃 5～6次吧。

每日食用25g左右

根据多项实验证明，每日食用 25g 较为适宜，以这个量为标准吧。

绿茶好处多

绿茶的营养成分具有抑制脂肪蓄积、打造健康身体之功效。
掌握饮用方法及要点，推荐日常饮用。

延缓糖的吸收，获得饱腹感

绿茶的营养成分中首先需要关注的是涩味的茶多酚中的一种——"儿茶素"。绿茶具有延缓糖吸收的作用，绿茶中还富含抗氧化维生素，如β-胡萝卜素、维生素C，以及促进糖代谢的B族维生素。这些营养成分能够促进脂肪燃烧，改善胆固醇异常及高血压。绿茶还具有减少活性氧的功效。

为了抑制血糖值的升高，防止甘油三酯的合成，饭前喝茶很有帮助。涩味和苦味可以唤起饱腹感，所以饭后的一杯也不要忘记，对防止饮食过量有一定作用。

一汤勺醋击退内脏脂肪

　　醋的主要成分"醋酸"具有抑制脂肪合成、分解脂肪的功效。每天一汤勺（约15ml）较为适宜。也可以分多次加到菜肴或饮品中，在日常饮食中摄入。

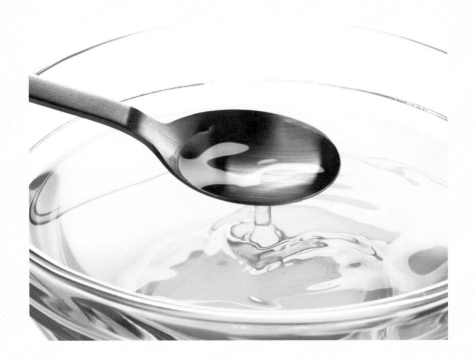

第4章

内脏脂肪不容易堆积的饮酒方法

需要控制的只有这些!

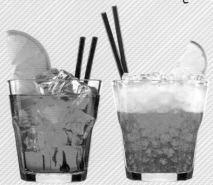

含有果糖和糖浆的甜酒

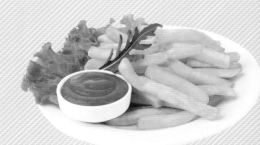

高热量的下酒菜

"想要减肥，就不要喝酒！"

很多人都会这么想，但事实并非如此。

即使喝酒，

也可以减掉内脏脂肪。

关键在于酒和下酒菜的选择。

让我们了解一下一喝酒就胖的原因，

养成控制体重的习惯吧。

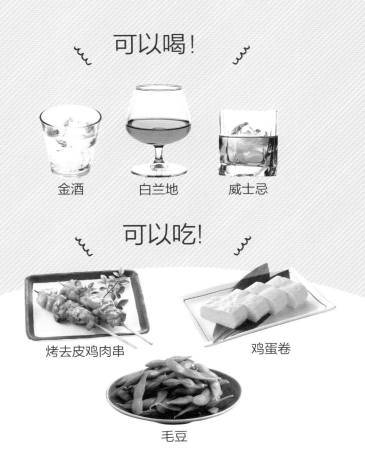

可以喝！

金酒　　　白兰地　　威士忌

可以吃!

烤去皮鸡肉串　　　鸡蛋卷

毛豆

喝酒不胖的诀窍

我们已经知道，肝脏在分解酒精的时候，也会消耗体内的糖。
如果能掌握不发胖的秘诀，就能一边喝着酒一边减少内脏脂肪。

喝酒前 也要吃

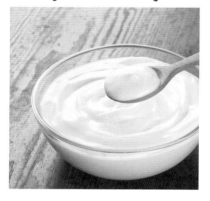

为了保护肝脏和胃，
要避免空腹饮酒

　　空腹状态下饮酒，会导致宿醉和胃部不适。喝酒前吃一些蛋白质食物吧，比如乳制品。此外，绿叶蔬菜、海藻和蘑菇类等富含膳食纤维的食物，以及保护胃黏膜的油脂类也要有意识地吃一些。

早饭和午饭要 吃好

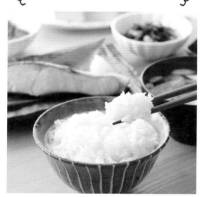

好好吃饭
打造不易堆积脂肪的健康
体质

　　省去早、午餐就喝酒是不可取的。处于饥饿状态的身体会因为急于吸收糖而导致血糖值升高、甘油三酯增加和内脏脂肪堆积。另外，次日早上因为需要补充因分解酒精而匮乏了的维生素和矿物质，所以要按时吃饭。

喝完酒
不进食

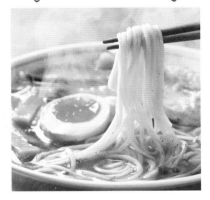

吃拉面、茶泡饭
会摄入过多的碳水和盐

有的人饮酒后喜欢吃拉面或茶泡饭，但这两种做法都会导致碳水摄入过量，所以不可取。如果深夜进食后不消耗掉就睡觉，食物就容易在体内积攒下来。此外，摄入的盐过多也会导致血压的上升，所以要引起重视。

不喝到
很晚

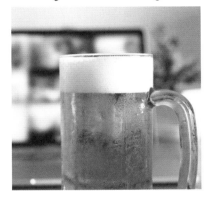

给自己制定规则
避免深夜饮食

在家里喝酒很容易忘记时间，但为了健康考虑，需要注意饮食和睡眠的时间安排。特别是 22 时到凌晨 2 时，这段时间内促进脂肪细胞增殖的蛋白质 BMAL 1 活性增强，有助于脂肪的积累。因此，最理想的做法是在这个时间段之前吃完晚餐。

容易发胖**的酒和**不易发胖**的酒**

低热量的蒸馏酒喝了也不易发胖

　　酒的种类不同，脂肪蓄积的难易程度也不同。如果想要减少内脏脂肪，那就最好选择"低热量的酒"。

　　具体而言，烧酒、威士忌、白兰地、伏特加等"蒸馏酒"糖含量为零。因此，这些酒可以说是不易形成内脏脂肪的酒。

　　另一方面，需要注意的是将果汁（果糖）或甜糖浆加到酒里稀释勾兑而成的鸡尾酒等，它们不仅热量高，还含有大量的糖。果糖的甜度高，升糖指数低，但是会通过独特的肝脏代谢途径显著促进肥胖和增加甘油三脂。

推荐的喝法是这个！

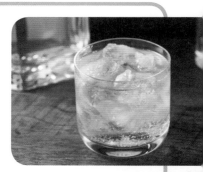

用苏打水勾兑
还能获得饱腹感

如果要控制饮酒量，推荐用苏打水来勾兑。碳酸饮料的气泡可以提供短暂的饱腹感。

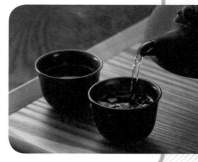

要想醉得快
喝温酒

温酒能够更快地被胃肠道吸收，因为温暖的液体可以加速胃的排空，使酒精更快进入小肠，在小肠中酒精吸收得更快，从而迅速进入血液。温酒还会因为让人感觉更舒服，从而不知不觉喝得更多，导致更快感到醉意。

如果是蒸馏酒，糖为0

烧酒、威士忌、伏特加等蒸馏酒是将酿造酒加热，乙醇经蒸馏后冷却冷凝而成。在蒸馏的过程中，糖等杂质被去除。

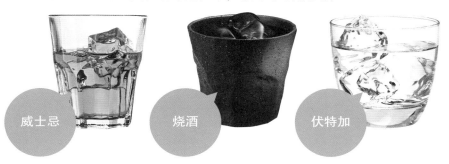

威士忌

烧酒

伏特加

要少喝的酒

虽然甜酒容易入口，很受欢迎，但由于含糖量高，需要注意不要喝过量。有的甜酒糖含量是罐装啤酒的2倍以上。

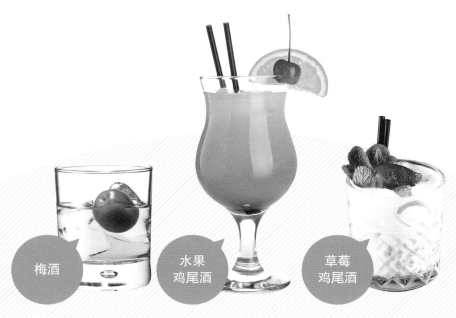

梅酒

水果
鸡尾酒

草莓
鸡尾酒

不易发胖的酒的选择方法

了解酿酒工艺，选择不易发胖的酒

啤酒、葡萄酒等酒的种类有很多。其中较为不易发胖的酒之一就是威士忌。但是，也需要控制饮用量。

威士忌是在谷物中加入酵母发酵而成的酿造酒，经过蒸馏、储藏熟成而制成，在蒸馏的过程中糖等杂质会被去除。威士忌种类丰富，从便利店也能轻松买到。

威士忌的原浆酒大致可分为两种，一种是原料只使用大麦麦芽，用单式蒸馏机蒸馏 2 ~ 3 次而成的"麦芽威士忌"；另一种是将玉米、小麦等用连续蒸馏机蒸馏制成的"谷酿威士忌"。即使是麦芽威士忌，如果只在一个蒸馏厂酿制，就会被称为"单一麦芽威士忌"，口感醇厚，香气浓郁，可以充分体现出酿酒桶的特质。此外，如果将麦芽威士忌和谷酿威士忌较好地平衡在一起使其顺滑、容易入口，就成了"调和威士忌"。一般来讲，工艺复杂的麦芽威士忌价格较高，而掺有可批量生产的谷酿威士忌的调和威士忌价格就相对比较便宜。

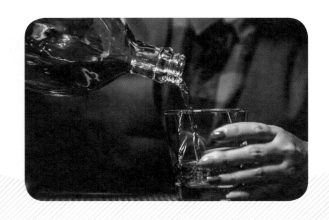

酒精度数超过9%的罐装酒精饮料是恶魔饮料

　　酒精度数在9%以上的罐装酒精饮料，以高酒精度数和具有与果汁一样的甜度为特征，便宜又容易买到，但是给身体带来的负担很大，需要注意。

酒精度数在9%以上的罐装酒精饮料危险的理由

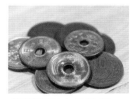

既便宜又方便饮用但伴有风险

虽然价格便宜、饮用方便很诱人，但经常喝的话就危险了。

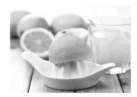

果糖和糖浆使脂肪容易堆积

果糖和糖浆会直接在肝脏中转化为脂肪，促进内脏和肝脏脂肪堆积，进一步加剧肥胖风险。

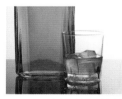

500ml的罐装酒精饮料相当于3.5杯威士忌

500ml 的罐装酒精饮料含有的酒精量相当于3.5 杯（1 杯 =30ml）冰镇威士忌。

高酒精度数和添加剂对身体有害

　　蒸馏酒含糖量为 0，推荐给想要减少内脏脂肪的人饮用。只不过，酒精度数在 9% 以上的罐装酒精饮料虽然是以蒸馏酒为原料的，但是经常饮用的话会伴随着各种风险。

1

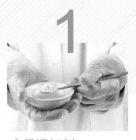

食品添加剂
对身体有害

避开含有大量保鲜剂、色素、防腐剂、香料、人工甜味剂等食品添加剂的饮品。

2

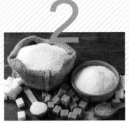

确认果汁、甜味剂
选择糖分少的

含有果汁（果糖）、淀粉糖浆等甜味剂的饮品，糖分高，要放弃。

3

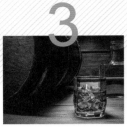

原材料
选择成分明确的

原材料不明的不能选，选择成分明确的很重要。

其理由是，首先，因为它的酒精度数高。如果你喝下 500ml 度数超过 9% 的罐装酒精饮料，就等于喝下了 36g 的纯酒精。这个酒精量相当于 3.5 杯（1 杯=30ml）的冰镇威士忌。喝下一罐（500ml），无疑会给肝脏造成相当大的负担。

其次，虽说蒸馏酒本身不含糖，但罐装酒精饮料中除了加入柠檬、葡萄柚等的果汁（果糖）外，还加入了淀粉糖浆等甜味剂，含有大量高糖物质。果糖在体内很快被分解、吸收，导致血糖值急剧上升，从而成为脂肪堆积的原因。

此外，对罐装酒精饮料所使用的原材料的安全性也存有疑问。罐装酒精饮料是以"烈酒""利口酒""烧酒（甲类）"等蒸馏酒为基底的，不管是哪种都可能使用了原材料不明的杂粮，说不上对身体有好处。

这些蒸馏酒，采用成本低廉、可批量生产的连续式蒸馏机蒸馏方法制成，酒精纯度高，没什么杂味，容易喝多。因为含有大量保鲜剂、色素等食品添加剂，对身体造成伤害的风险很高。

不容易发胖的下酒菜**的选择**

为了在不增加内脏脂肪的前提下享受到喝酒的乐趣，请在选择低甜度酒的基础上注意下酒菜中蛋白质的含量以及食用顺序等，下酒菜的吃法很重要。

可以吃的食物

选蛋白质含量高的吧

为了分解脂肪，需要好好地摄取"蛋白质"。富含蛋白质等多种营养素的鸡蛋、富含膳食纤维的毛豆等都是不错的选择。

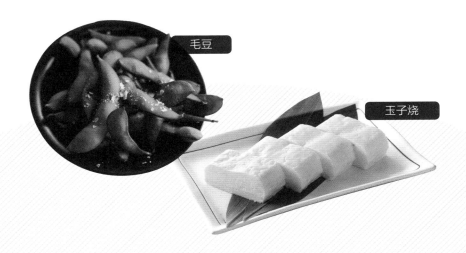

毛豆

玉子烧

要控制的食物

避免选择高碳水化合物食物

　　下酒菜尽量选择碳水化合物含量低的是铁律。土豆等薯类食品碳水化合物含量高，米饭、面条等碳水化合物含量集中，水果中的糖消化快，摄入过量容易合成脂肪。这些都不适合作为下酒菜。

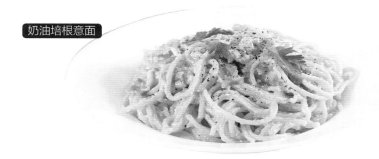

奶油培根意面

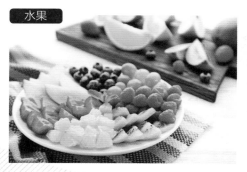

水果

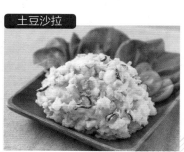

土豆沙拉

下酒菜

吃的顺序是 先吃蛋白质

第2章里介绍过吃的顺序，但下酒菜的情况不一样。减肥时虽然是以先吃膳食纤维为好，但如果仅仅是为了防止"酒胖"，那么推荐从脂肪分解所必需的肉、鱼、蛋、大豆制品等"蛋白质"食物开始吃，这样就可以减掉内脏脂肪。

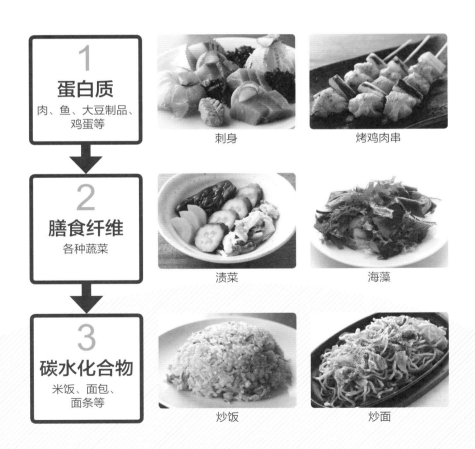

1
蛋白质
肉、鱼、大豆制品、
鸡蛋等

刺身　　　　　　　烤鸡肉串

2
膳食纤维
各种蔬菜

渍菜　　　　　　　海藻

3
碳水化合物
米饭、面包、
面条等

炒饭　　　　　　　炒面

第5章

快速改变
体型、体质

内脏脂肪容易减掉，

正如前面所说明的那样，

仅需2周就能做到。

重要的是生活习惯的改变。

需要改善的不只是饮食习惯，还包括运动、睡眠等。

控烟也很重要。

从点滴做起，

一步一步扎扎实实地减掉内脏脂肪。

让我们试着从改变生活习惯开始吧。

甘油三酯
从3天前开始变化

甘油三酯受过去 3 天饮食的影响。也就是说，仅是控碳水 3 天甘油三酯就会减少，数值得到改善。

最短5天
内脏脂肪减少10%

通过饮食习惯的改善以及适度的运动，就可以减少内脏脂肪。效果显著的人也有仅需 5 天就减少 10% 的情况。

试着坚持2周

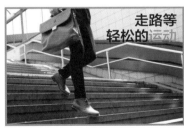

走路等轻松的运动

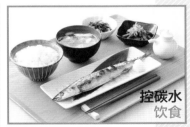

控碳水
饮食

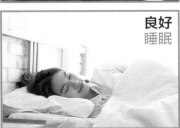

良好
睡眠

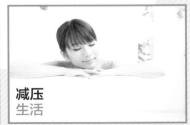

减压
生活

改变饮食就能快速见效

　　面对眼前的体检报告，后悔平时不注重养生的人应该有很多吧。只要花 1 周的时间，数值就会有所改善。为了能够得到令你满意的体检结果，先试着改善一下饮食习惯吧。

以定期体检为契机改善饮食习惯

　　通过控碳水饮食，可以让你的体检结果即刻得到改善。

　　譬如，甘油三酯受过去 3 天饮食的影响而发生变化。如果从体检 3 天前开始就注意不摄入过多的碳水化合物，就可以期待数值的改善。

　　此外，血压、胆固醇值、ALT（GPT）、AST（GOT）、γ-GTP 等在约 1 个月前，判断是否患有糖尿病的 HbA1c（糖化血红蛋白）在约 1 个半月前，若在这些时间节点前改善饮食，就可以看到数值的变化。

　　虽然很在意脂肪但却迟迟无法做出改变的人，可以把体检作为一个目标，试着重新审视一下自己的饮食习惯吧。

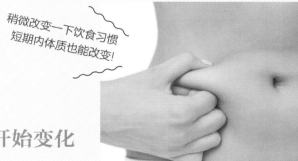

稍微改变一下饮食习惯
短期内体质也能改变！

甘油三酯3天前开始变化

　　甘油三酯的数值受过去 3 天所摄入食物的影响而发生变化。也就是说，如果注意饮食，仅用 3 天数值就会得到改善。相反，如果碳水化合物摄入过多，仅需 3 天数值就会变差。

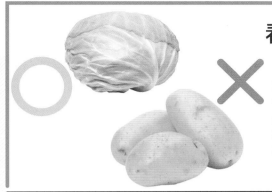

看看哪些蔬菜可以吃

叶菜类蔬菜碳水化合物含量少，能补充维生素C，是值得积极食用的蔬菜。薯类等根茎类因碳水化合物含量高，不要吃太多。

鲭鱼罐头、纳豆减少甘油三酯

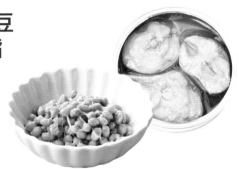

鲭鱼罐头中富含的EPA有减少内脏脂肪的作用。营养丰富的纳豆中的膳食纤维以及植物蛋白能延缓糖的吸收。

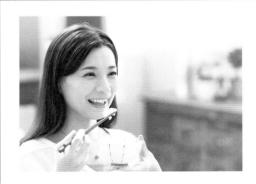

要细嚼慢咽

细嚼慢咽，糖的吸收才会平稳。而且，由于进食持续约20分钟才会产生饱腹感，所以要细嚼慢咽才容易瘦下来。

减掉内脏脂肪2周计划

饮食篇

改变饮食习惯是减掉内脏脂肪的捷径。只要在日常饮食上下点功夫，内脏脂肪就会减少。按照这5个诀窍来实行，让肚子瘦下来吧。

饮食的5个要点

1 碳水化合物
控量

2 膳食纤维、蛋白质、碳水化合物
照这个顺序吃

3 饮料
选绿茶

4 醋
一天一大汤勺

5 比平时
多嚼10次

减掉内脏脂肪

早、中、晚的理想食谱

男性每日大致目标（体重70kg的情况）

碳水化合物：250g　蛋白质：80g　脂肪：50g

早

中

晚

2杯加冰威士忌苏打水也不错！

早
米饭（1小碗）、烤鱼、纳豆、小油菜和油炸豆皮的煮菜、大酱汤

（碳水化合物约44g /蛋白质约41g /脂肪约11g）

中
鳕鱼籽意大利面（少量）、沙拉、蔬菜汤

（碳水化合物约46g /蛋白质约17g /脂肪约23g）

晚
日式炸鸡块、日式凉豆腐、玉子烧、醋拌凉菜

（碳水化合物约21g /蛋白质约42g/脂肪约20g）

吃黑巧克力吧！

推荐每次5g，早、中、晚的餐前，以及上午和下午的加餐期间食用。

生活习惯篇

不需要进行特殊的运动。只需稍微改善一下平时的生活方式，采取一些行动就能取得成效。让我们从具有可操作性的方法入手，逐渐养成习惯吧。

生活习惯的5个要点

 比平时多走30分钟路

 获得良好睡眠

 积极利用楼梯

 不积攒压力

 控烟

防止内脏脂肪增多的
3 大禁忌

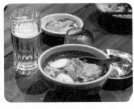

1 饮酒过量 +碳水化合物饮食

如果喝酒喝到很晚，再加上高碳水化合物饮食，就会在不消耗能量的情况下囤积脂肪。

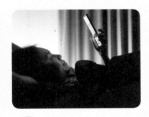

2 晚睡晚起

睡眠质量下降会引起激素分泌异常，以及代谢异常，由此会导致血脂异常症和糖尿病等。

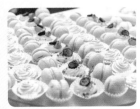

3 点心等零食

用砂糖做的点心含糖量高，是导致发胖的原因之一。即使不甜，也要尽量避免食用以大米和小麦为原料的点心。

单足/单腿站立检查

如果很难站起来，说明肌力低下。

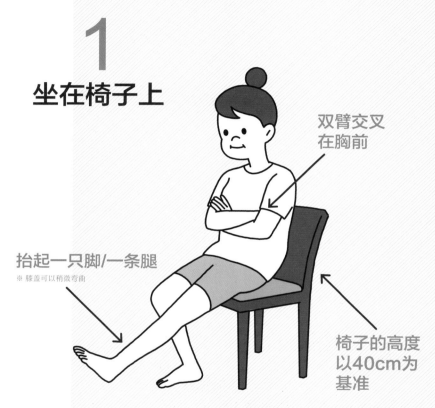

1
坐在椅子上

双臂交叉
在胸前

抬起一只脚/一条腿
※ 膝盖可以稍微弯曲

椅子的高度
以40cm为
基准

不仅运动能力低下，患病风险也会增加

占全身肌肉量60%～70%的下半身肌肉的衰退会对身体造成很大的影响。伴随着肌力低下，基础代谢量的减少，除了形成容易发胖的体质之外，由于平衡能力降低，跌倒受伤的风险会增加。再加上如果身体活动量减少，就很有可能患上心血管疾病。肌力衰退的人，需改变饮食习惯，以及多进行运动等，请尽早采取措施吧。

看看你的肌力是多少

从能不能单足从椅子上站起来，来确认你的肌力。

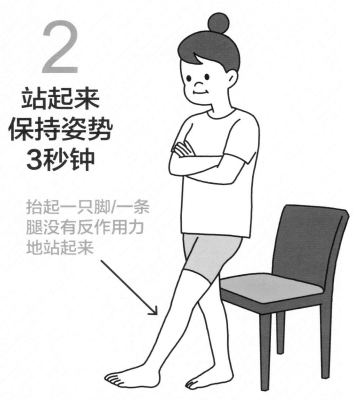

2
站起来
保持姿势
3秒钟

抬起一只脚/一条腿没有反作用力地站起来

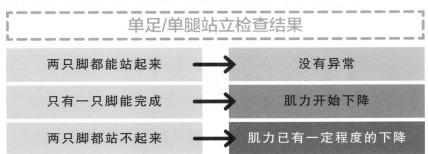

单足/单腿站立检查结果

两只脚都能站起来	→ 没有异常
只有一只脚能完成	→ 肌力开始下降
两只脚都站不起来	→ 肌力已有一定程度的下降

在家就能做的
超简单肌力提升法①

通过锻炼身体中拥有大块肌肉的下半身，可以有效地提高新陈代谢。这里介绍的虽说是简单的蹲坐，但效果却非常显著。膝关节不要完全伸直，可有效增加负荷。

减掉内脏脂肪
慢蹲

一天两组
（每组5次）

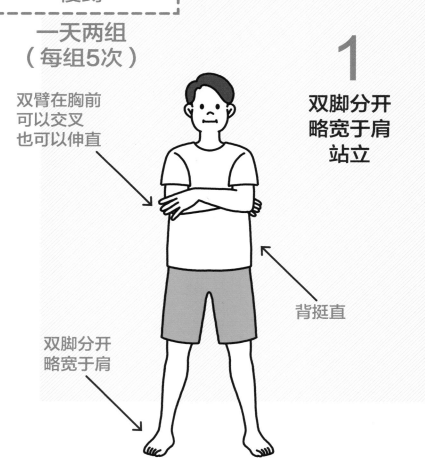

双臂在胸前
可以交叉
也可以伸直

1
双脚分开
略宽于肩
站立

背挺直

双脚分开
略宽于肩

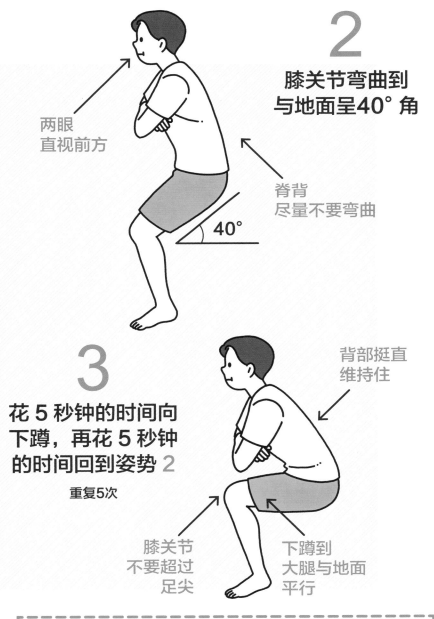

2

膝关节弯曲到
与地面呈40°角

两眼
直视前方

脊背
尽量不要弯曲

40°

3

花 5 秒钟的时间向
下蹲，再花 5 秒钟
的时间回到姿势 2

重复5次

背部挺直
维持住

膝关节
不要超过
足尖

下蹲到
大腿与地面
平行

回到第 2 步时，膝关节不要完全伸直，角度保持在 40°

在家就能做的
超简单肌肉提升法②

坐在椅子上也能做的
抬腿训练

通过抬腿这一动作，可以锻炼腹部周围和大腿的肌肉。因为是利用零碎时间就能完成的简单训练，所以即使是不擅长运动的人也很容易坚持下去!让我们在形成习惯后调整一下训练的次数以及动作维持的时间吧。

一天3~6组
（每组60秒钟）

1

在椅子上
浅坐

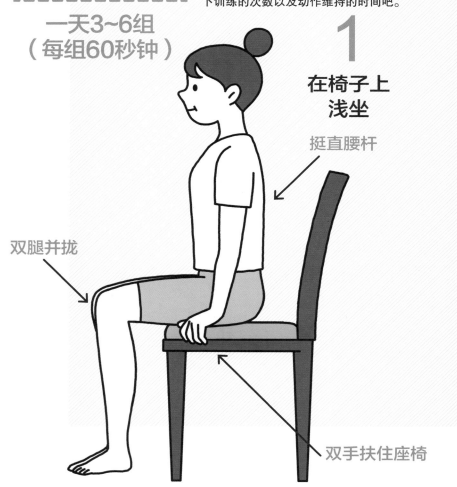

挺直腰杆

双腿并拢

双手扶住座椅

2

抬起双腿 直到与腰部呈 90° 保持住

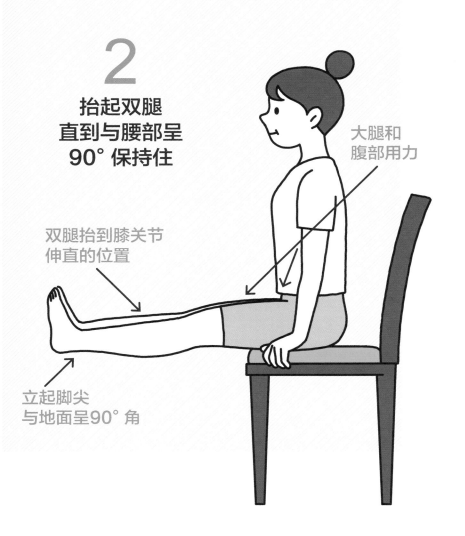

大腿和
腹部用力

双腿抬到膝关节
伸直的位置

立起脚尖
与地面呈90° 角

男女体重下降的不同时机

男性和女性容易蓄积的脂肪类型不同。因此，即使在同一时间开始减重，成果显现的时期也会有所差异。

容易蓄积的脂肪不同，瘦下来的难易程度就有差别

一般来说，男性多长内脏脂肪，而女性则多长皮下脂肪。由于内脏脂肪和皮下脂肪的特性不同，一旦开始减重，其效果显现的速度也会有所差异。

具体而言，因为内脏脂肪容易分解，如果改善饮食，大约 2 个月就能看到体型的变化。而另一方面，由于皮下脂肪很难被分解，所以从开始减重到成果显现则大约需要 3 个月的时间。由此可见，男性的减重速度相对比较快。

此外，急剧减重不仅会引发身体不适，有些人还会因为反弹而变得更胖。让我们以 1 个月减掉 500g 为目标，健康地减重吧。

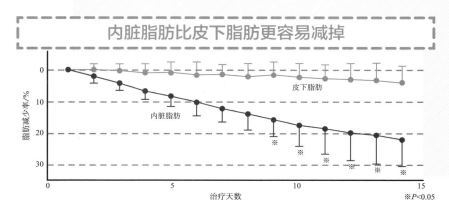

治疗开始后，可以看出内脏脂肪从早期即开始减少，而皮下脂肪却很难减下来。

女性
倾向于堆积
皮下脂肪

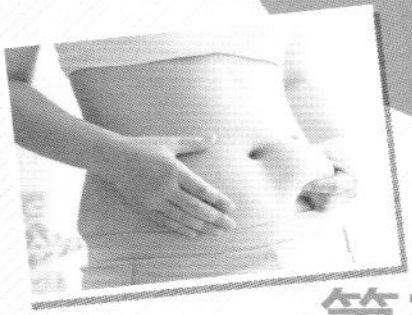

男性
倾向于堆积
内脏脂肪

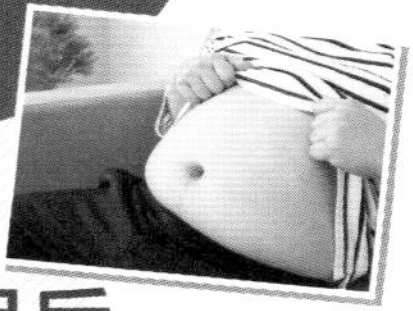

＝

＝

第三个月后
开始变化

第二个月后
开始变化

男性和女性容易堆积的脂肪类型不同，所以即使在同一时期开始减重，到体型变化的显现也会有约1个月的时间差异。因为并不是对所有人都适用，所以请不要强行减重哦。

减重的理想状态是1个月约减500g

减少
约15%
的碳水化合物

＝

1个月
减500g

从长远来看，急剧节食会导致形成容易蓄积脂肪的体质，有容易变胖的风险。平时的饮食中只要少摄入约15%的碳水化合物，1个月就能减掉约500g的体重。

主食

主食吃哪个

○

糙米
GI值 55

这个
也推荐！

不容易升高血糖值
选择GI值低的食物

不容易发胖的饮食，除了低碳水化合物含量以外，选择不容易升高血糖值的食物也很重要。表示血糖值上升容易度的值用"GI值（血糖指数）"表示，GI值越低的食物，消化吸收得越缓慢，越不容易造成血糖值的急剧上升。

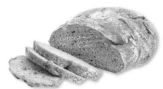

全麦意面
GI值 50

黑麦面包
GI值 55

为了减少内脏脂肪，选择不会发胖的食物和饮品非常重要。这里根据包括主食、主菜、副菜、酒、市售饮料等在内的食品中内脏脂肪堆积的难易度用〇和×来判断！请在选择每天的饮食时作为参考吧。

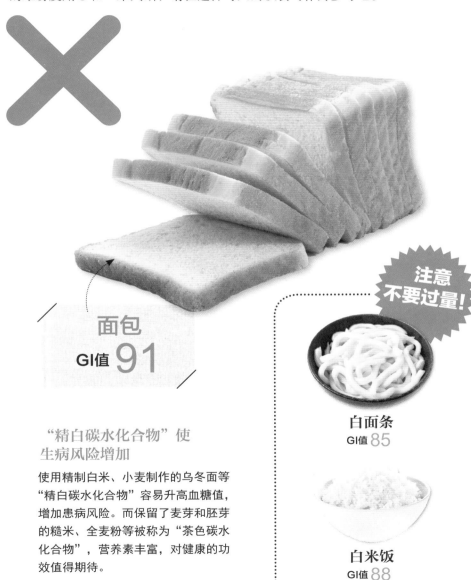

面包
GI值91

注意
不要过量！

白面条
GI值85

白米饭
GI值88

"精白碳水化合物"使生病风险增加

使用精制白米、小麦制作的乌冬面等"精白碳水化合物"容易升高血糖值，增加患病风险。而保留了麦芽和胚芽的糙米、全麦粉等被称为"茶色碳水化合物"，营养素丰富，对健康的功效值得期待。

* 请将 GI 值、糖含量作为大概基准值参考。根据使用的原料不同，数值会有差异。

主菜 主菜吃哪个

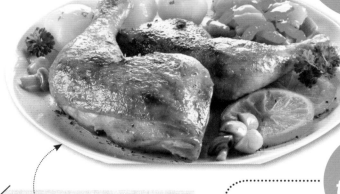

烤鸡
碳水化合物 0.5g（1人份）

简单烹饪的肉、鱼等积极摄取

人们可能会担心吃肉会发胖，其实肉菜中的糖大多存在于酱汁中。因此，简单调味的食物是能够控制糖的摄入量的。此外，烤鱼碳水化合物含量低，蛋白质丰富，值得推荐。

这个也推荐！

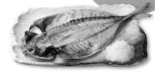

盐烤竹荚鱼
碳水化合物 0.1g（1人份）

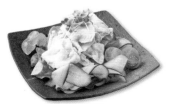

日式沙拉
碳水化合物 4.0g（1人份）

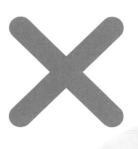

奶油炖菜

碳水化合物 **25.0g** (1人份)

即使里面有很多蔬菜，
如果碳水化合物多也会胖

西式炖煮菜中加入了蔬菜和肉，看似是一种营养很均衡的菜肴，但是作为食材的奶油沙司（调味汁）中使用了面粉，碳水化合物反而出乎意料地多。除了这种炖煮菜，奶油油炸饼（奶油油炸丸子）、焗菜类等使用了奶油沙司的菜品也要少吃。

注意
不要过量!

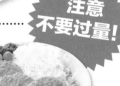

炸肉饼

碳水化合物 29.5g (1人份)

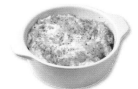

焗虾

碳水化合物 22.4g (1人份)

配菜

配菜吃哪个

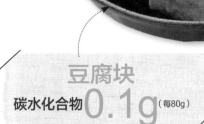

豆腐块
碳水化合物 0.1g（每80g）

大豆制品做的菜肴
蛋白质丰富

蛋白质大致分为动物蛋白和植物蛋白两种，大豆制品中含有的是植物蛋白。与肉类相比，不需要担心脂肪，而且钙含量也很高，能够有效地摄取到对健康有益的营养素。

这个也推荐！

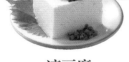

凉豆腐
碳水化合物 1.1g（每100g）

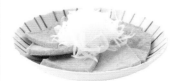

炸豆腐
碳水化合物 0.2g（每15g）

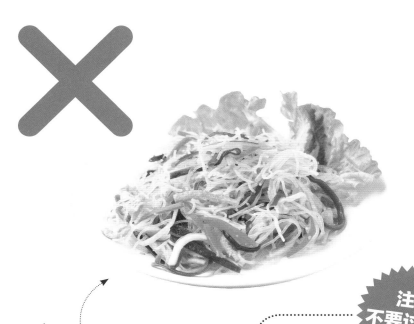

蔬菜粉丝沙拉
碳水化合物 19.1g (每100g)

即使觉得健康
也要留意面食中的碳水化合物

乍一看，粉丝给人以健康的印象，但是因为作为原料的绿豆淀粉中含有碳水化合物，所以要注意不可吃太多。同理，米粉的主要原料是大米，挂面的原料是小麦粉。让我们在选择食物的时候先来确认一下原料吧。

**注意
不要过量!**

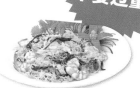

米粉
碳水化合物 79g (每100g)

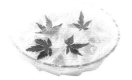

面条
碳水化合物 77.5g (每100g)

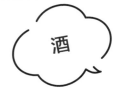

酒

酒喝哪个

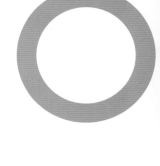

加冰威士忌苏打水
碳水化合物 0g（每350ml）

这个
也推荐！

如果是蒸馏酒，碳水化合物含量为0

将酿造酒蒸馏后制造的蒸馏酒，因在蒸馏过程中去除了杂质，所以碳水化合物含量为0。威士忌、烧酒、白兰地等都属于这类酒。冰镇威士忌是用水和无糖的碳酸饮料勾兑的，没有添加糖分。

伏特加酒
碳水化合物 0g（每110ml）

烧酒
碳水化合物 0g（每110ml）

注：任何形式的酒精对人体健康都无益处。

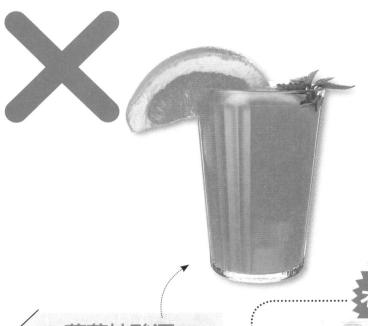

葡萄柚酸酒
碳水化合物 **13.6g** (每350ml)

酒精×果糖，危险！
过量饮用会损害肝脏

加了果汁的酒很甜，一不小心就会喝多，而果汁中的葡萄糖是糖类中吸收速度最快的，再加上酒精的作用，更加促进了糖的吸收。过量饮用会对肝脏造成很大负担，会导致变成容易囤积脂肪的体质。

注意
不要过量！

柠檬沙瓦
碳水化合物 **14.0g** (每350ml)

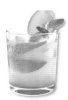

桃子沙瓦
碳水化合物 **31.5g** (每350ml)

饮料

饮料喝哪个

○

绿茶

碳水化合物 **0g** （每100ml）

**绿茶不仅可以喝
吃的话更健康**

绿茶中的"儿茶素"具有抑制糖的吸收和阻止血糖值上升的作用。推荐用小茶壶来沏绿茶，然后把剩下的茶叶吃掉。喝茶水能摄取到30% 左右的有效成分，如果吃掉剩下的茶叶，就能够摄取到约70% 的有效成分。

这个
也推荐!

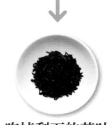

用小茶壶喝

↓

吃掉剩下的茶叶

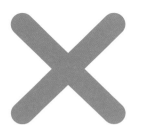

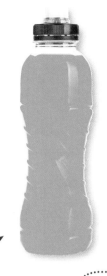

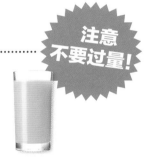

注意
不要过量！

运动饮料
碳水化合物 **23.5g**（每500ml）

虽然是为了健康才喝，但碳水化合物含量高的话会适得其反

运动饮料碳水化合物含量高，即使是运动时喝，也有碳水化合物摄入过多的可能性。此外，为了健康而饮用的果汁、酸奶等所含的碳水化合物，也可能是瘦不下来的原因。

橙汁
碳水化合物 **21.0g**（每200ml）

酸奶
碳水化合物 **24.4g**（每200ml）